古醫籍稀見版本影印存真文庫

靈樞經脈翼

明·夏英 編繪

中醫古籍出版社
Publishing House of Ancient Chinese Medical Books

圖書在版編目（CIP）數據

灵枢经脉翼 /（明）夏英编绘 .—北京：中医古籍出版社，2015. 9（2024. 2 重印）
（古医籍稀见版本影印存真文库）
ISBN 978-7-5152-0766-7

Ⅰ. ①灵… Ⅱ. ①夏… Ⅲ.《灵枢经》- 研究
Ⅳ. ① R221.2

中国版本图书馆 CIP 数据核字（2015）第 087890 号

古醫籍稀見版本影印存真文庫
靈樞經脉翼　明 · 夏英　編繪

責任編輯　黄　鑫
封面設計　張雅娣
出版發行　中醫古籍出版社
社　　址　北京市東城區東直門内南小街 16 號（100700）
電　　話　010-64089446（總編室）010-64002949（發行部）
網　　址　www.zhongyiguji.com.cn
印　　刷　北京市泰鋭印刷有限責任公司
開　　本　850mm × 1168mm　32 開
印　　張　4.625
字　　數　32 千字
版　　次　2015 年 9 月第 1 版　2024 年 2 月第 2 次印刷
書　　號　ISBN 978-7-5152-0766-7
定　　價　28.00 圓

國家古籍出版
專項經費資助項目

據中國中醫科學院圖書館藏明弘治十年丁巳夏時彥編繪稿本影印原書版框高二六五毫米寬一六零毫米

出版説明

中醫藥學是中華民族優秀傳統文化的重要組成部分，是我國醫學科學的特色，也是生命科學中具有自主創新優勢的領域。歷代存留下來的中醫典籍是我國寶貴的文化遺産，其承載着中華民族特有的精神價值、思維方法、想象力和創造力，是中醫藥科技進步和創新的源泉。對中醫古籍進行保護與整理，即是保護了我國全部古籍中的一個重要的組成部分。

《古醫籍稀見版本影印存真文庫》在全面調查現存古醫籍版本情況的基礎上，遴選出五十餘種具有較高學術價值、文獻價值的古醫籍，對其稀見的版本進行搶救性地挖掘整理，其内容涵蓋中醫臨床内、外、婦、兒、針灸、五官各科及基礎理論等領域。這些版本多爲亟待搶救的瀕危版本、珍稀版本、孤本、善本，或者曾經流傳但近幾十年來世面上已很難見到的版本，屬於讀者迫切需要掌握的知識載體，具有較大的出版價值。爲方便讀者閲讀與使用，本叢書整理者對所遴選古籍的版本源流及存世狀況進行了考辨，撰寫了提要，簡介了作者生平，評述了著作的學術價值；爲避免在整理過程中出現各種紕漏，最大限度地保留文獻原貌，我社決定採用影印整理出版的方式。

此次所選書目具有兩個特點：一是以學術性和實用性兼顧爲原則，選擇凝結歷代醫藥學家獨到理論精粹及豐富臨床經驗的精品力作，突出臨證實用，并且充分注重各類中醫古籍的覆蓋面，除了喉科之外，其余各類均有涉及；二是選擇稀見版本，影印出版，不僅可以避免目前市場上古籍整理類書籍魚目混雜、貽誤后學之弊，而且能够完整地體現歷史文獻的真實和完整性，爲讀者研習中醫提供真實的第一手資料。該叢書對於保護和利用中醫藥古籍，發揚和傳承中醫藥文化，更好地爲中醫藥科研、臨床、教學服務具有重大的意義。

我社自二十世紀八十年代成立以來，陸續出版了大型系列古籍叢書，影印的有《中醫珍本叢書》《文淵閣四庫全書醫家類》《北京大學圖書館館藏善本醫書》《海外回歸中醫古籍善本集萃》《中醫古籍孤本大全》等，自出版后廣受學界和藏書機構歡迎。實踐證明，以影印爲基礎進行文獻開發，不僅符合學術研究和收藏需要，而且操作性更强，對促進文獻批露意義重大。

在編輯過程中，我們遵循《古醫籍稀見版本影印存真文庫》的編輯規範，進行了嚴格地查重，并查核原書，爲每種圖書制作了新的書名頁，重新編目，讓讀者一目了然。爲了讓讀者真真切切感受古籍的原汁原味，我們對前言和目録均採用繁體竪排形式。需要説明的是，所收珍本中有缺卷或缺頁的情況，由於這些珍本基本上没有復本，我們没有進行配補，僅作了相應的標注，也留下了些許遺憾，敬請廣大讀者諒解。

中醫古籍出版社

二零一五年九月

前言

本書系闡述《靈樞經》十二經脈，任督二脈及其腧穴的專著。本書作者夏英，字時彥，明代醫家。作者認為：『《靈樞》之文世古言深，中有錯簡易置，況無注釋，後世不無失其真者。』於是悉取祖遺諸秘笈中有裨於《靈樞》經脈之旨意，更加演繹，自成一家之言，復疏《靈樞》有關原文於下，並以滑壽《十四經發揮》注條列於後，意在『羽翼《靈樞》，而有功於醫道』，故名為《靈樞經脈翼》。

本書以滑壽《十四經發揮》為主要參考書，就十二經脈及督脈、任脈，以圖為首，歌訣為綱，穴名為目，抄引《靈樞》原文及滑氏注文作解，並有作者按語。後附『音釋』，為前文難字注音。書首有徐伯齡序和凡例；卷上載『心五藏通之圖』和『肺起寅之圖』以說明十二經脈按十二時環周；卷中分列肺、大腸、胃、脾、心、小腸各經圖文；卷下分列膀胱、腎、心包、三焦、膽、肝各經圖文，末附督脈和任脈經穴圖。書中圖文互解，通俗易懂，便於初學記誦。十二經脈以流注次序為先後，每經分別繪圖、作注，並附歌訣，歌有總歌、穴歌、是動所生歌等。

此書為作者抄寫書稿，撰於明弘治十年丁巳，字體工整，寫繪精美，版本異常珍貴。今據此影印，可供廣大中醫工作者參考。

中醫古籍出版社

目録

靈樞經脉翼序

人身之有脉絡流注以充其内外非聖人莫能知何以然脉絡人皆不可得而見者雖析其肌剖其膚莫之能有也惟聖人能探其所從來諳其所攸止是以靈樞經脉明著其實以開後學其功博哉蓋天之七政所歷九道非若經星麗天之有章而交會向背自無毫釐之差地之濟瀆所行一脉非若常流入海之可見而起伏出

入自有分殊之别而人之榮衛所循周身雖非眉目在面之顯著而灌注之理又豈無其所自耶此聖人所以能洞察而衆人固莫知之耳夫何靈樞之文世古言深中有錯簡易置況無註釋後世不無失其真者此許昌滑氏十四經發揮所以作也仁和夏君時彦以世醫業儒讀書明理有契於是而愛之自惟醫之爲道人之司命攸繫苟不能知脉絡經穴之所繇不但施於

鍼砭艾焫而已将何以察感受之因乎若昧昧焉以執方徒懵懵焉以耳目妄是猶傷胸捫足幾何而不悞人之疾戕人之生耶於是悉取祖遺諸祕有裨靈樞經脈之旨者若竇太師諸家韻語更加演繹自成一家之言復踈靈樞本文於下就以滑氏註條列其次仍爲總括以承之後附奇經八脈仰伏人尺寸間亦時出己意正其紛錯明其分截畧加潤色而槩括之列圖分

類繫然昭明名曰靈樞經脈翼展卷一覽皆在阿堵視發揮爲益要較滑註爲益明且以便於初學記誦猗歟快哉時彥知予知其最詳書成出示以序囑予予告之曰傳有之云人莫不飲食也鮮能知味今時彥能以是用心可謂能味者乎祖述前賢而使後學有所憑據察病識源循經又疾曷啻飲上池而洞見五藏歟是雖滑氏鼓其波於前而時彥揚其濤於後是誠能羽

翼乎靈樞而大有功於醫道也活人之德奚淺淺夫因紬繹其理敢用僭著於篇端云時

弘治十年日南至古郏徐伯齡序

靈樞經脈翼目録

上卷

中卷

下卷

靈樞經脈翼目録終

靈樞經脉翼

凡例

一是編不但為砭焫而設蓋通察經穴脉絡之緐是以全論周身經脉雖則參考樞素諸篇而皆一本靈樞經脉之者故云經脉翼云

一十二經所列次第並以流注之序為之先後起子手太陰肺經終于足厥陰肝經附以任督二奇其有專穴也

一經脉歌括雜取竇太師洎諸家之言有裨於靈樞經脉之旨者大書列之仍分疏靈樞經文于下其經文分截一以靈樞本文為主仍取滑氏發揮所

註附於經文之後以劃別之其諸穴絡與他經文會過脉者復以外圈隔之云見某經不復更贅

一經脉流注本經曰歷曰循曰至曰抵其交會者曰會曰過曰行其或經行之處既非本經又非交會則不以字例統之

一諸經之穴編入括中者今則隨所分截而大書開具行列明釋以便初學其諸取穴則參考樞素諸篇洎滑氏發揮而取之其有所取周折未易得者旁取鍼經集要等書附註以足之間一竊附己意一二以贅于下其言某穴在某所者定穴也取某穴上下者必屈伸偃仰坐卧跪拜而後得之也此

與流注所經又不可以一例統之也

一後附總歌則雜取諸家相合之言演之仍以管見為愚按於下以紀一經之始末云

一經脈歌括有與經文分截不同者今則斷章求義以求其不背或牽滯下文併為一句韻語者今則畧加隱括務而為二但使之理平順不牵其義不計工拙

一諸家所明經穴有顛倒互釋而與流注次第不同者今亦皆改正不令矛盾

一靈樞所載本文是動所生之繇而滑氏折載有詳畧不同者今一以靈樞為主而辨證滑氏之異于

後

一奇經八脉雖不若十二經之有常道亦非若諸絡脉之微眇也任督二脉之直行者既以列之圖穴于諸經之後其陰陽維蹻衝帶六脉則别具編末焉其有六脉所發之穴今著于偏首以備參考

右已上凡十條

是編英自孩提時得先大父先人講論緒餘拳拳服膺繇之手照閱三十年凡遇四方高明時加取正旁蒐諸書參其所同去其所異必歸於正一得之見如是而已恐久散失不揣僭妄輯而成書敢用傳之壽梓與爲人子者洎初學之士共之

弘治丁巳長至日古杭夏英特彥謹識于杏花春曉亭

手少陰心五藏通之圖

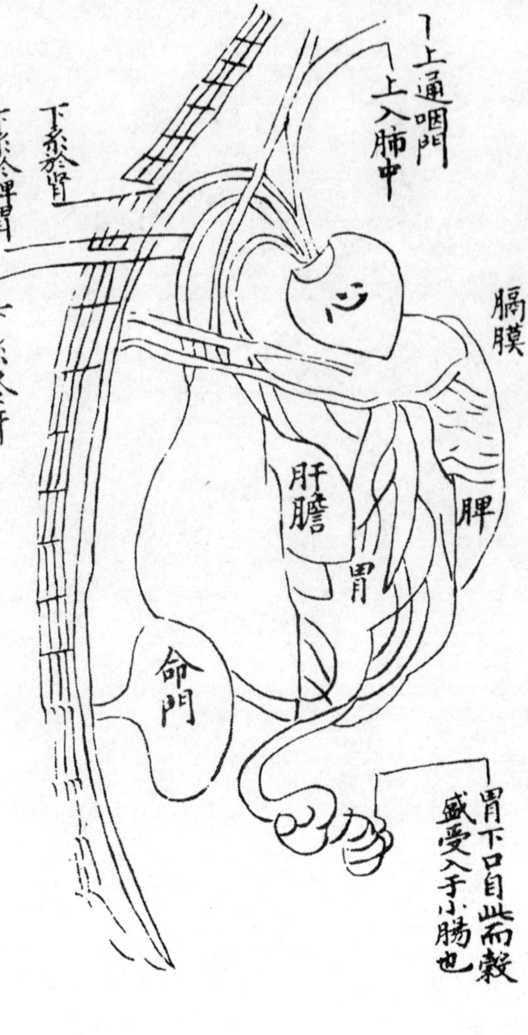

手太陰肺起寅之圖

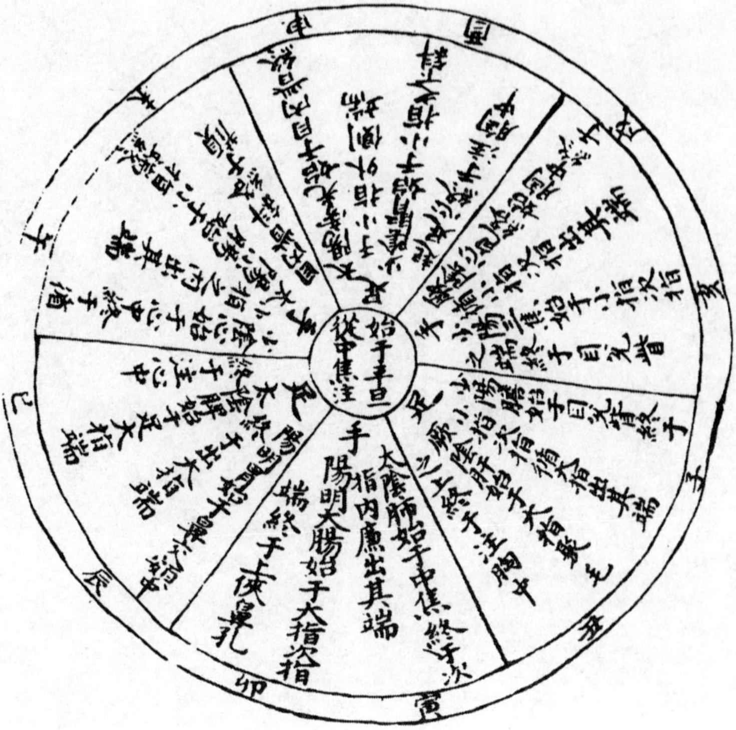

寅
卯
辰
巳
午
未
申
酉
戌
亥
子
丑
始于寅
從中焦注
手太陰肺始于中焦終于次指內廉出其端
手陽明大腸始于大指次指端終于上俠鼻孔

夫經脉十二所以周流一身如環無端與天同一運行焉蓋天以三百六十五度四分度之一為一周天而終一晝夜人之榮衛則以五十度周于身氣行一萬三千五百息脉行八百一十丈而終一晝夜適當明日之寅時而復會于手太陰是與天同度週而復始以人呼吸之数言之一呼脉行三寸一吸脉行三寸呼吸定息脉行六寸其氣常以平旦始從中焦注手太陰而終注于足厥陰計呼吸二百七十息脉行一十六丈二尺漏下二刻為一周身于是復還注手太陰積而盈之人一呼一吸為一息每刻一百三十五息每時八刻計一千八十息十二時九十六刻計

一萬二千九百六十息刻之餘分得五百四十息合一萬三千五百息也一息脈行六寸每二刻二百七十息脈行一十六丈二尺每時八刻脈行六十四丈八尺榮衛四周于身十二時計九十六刻脈行七百七十七丈六尺為四十八周身刻之餘分行二周身得三十二丈四尺總之為五十度周身脈得八百一十丈也此呼吸之息脈行之數周身之度合晝夜百刻之詳也

靈樞經脈翼卷中

手太陰肺經之圖

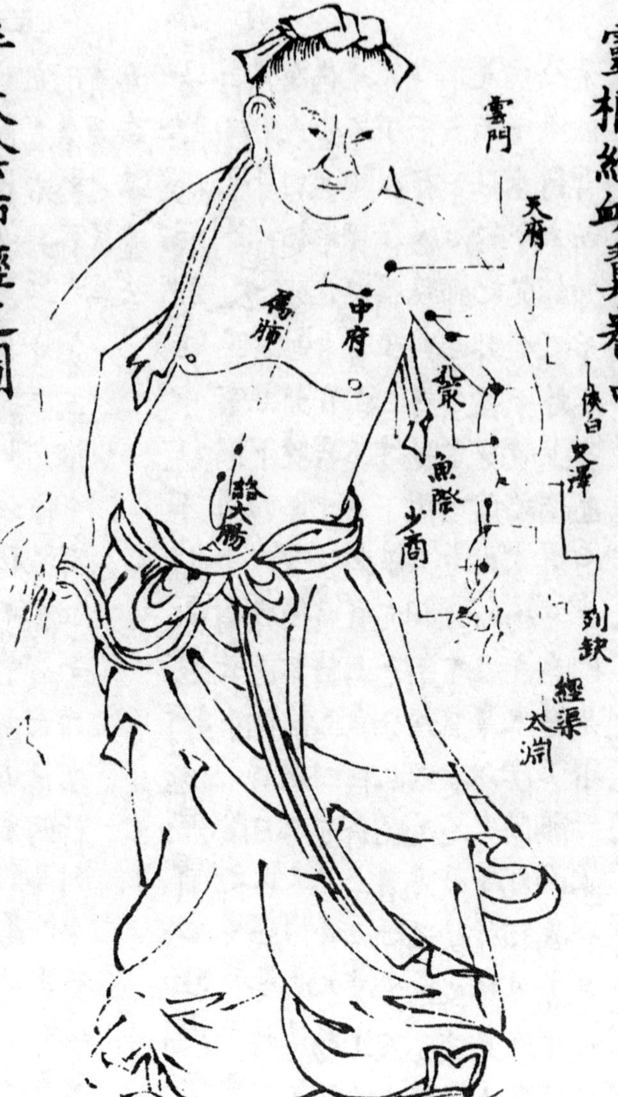

手太陰肺經歌

手太陰肺之經腹走腋而腋走手是經多氣少血起于中府止于少商計十一穴左右共二十二穴肺之為藏六葉兩耳四垂如蓋附着於脊之第三推中有二十四空行列分布諸藏清濁之氣爲五藏華蓋云

手太陰經肺起寅中焦下絡大腸行還循胃口幽門穴

上膈循行會本經

靈樞第十篇云手太陰之脈起于中焦下絡大腸還循胃口上膈屬肺○滑氏曰起發也絡繞也還循也循巡也又依也沿也屬會也中焦者在胃中脘當臍上四寸之分大腸註見本經胃口胃上下口也胃上口在臍上五寸上脘穴下口在臍上二寸下腋穴之分也膈者隔也凡人心下有膈膜與脊腸周回相着所以遯隔濁氣不使上薰于心肺也手太陰起于中焦受足厥陰之交由是循任脈之外足少陰經脈之裏以次下行當臍上一寸水分穴之分繞絡大腸手太陰陽明相為表裏乃復行本經之外上循胃口適還上膈而屬會于肺滎氣有所歸于本藏也○幽門見腎經水分見任脈

屬肺還從肺系出絡肺橫行來肘腋穴從中府過雲門

循臑天府下俠白漸行心主少陰前肘中尺澤約紋偏

靈樞第十篇去從肺系橫出腋下下循臑內行少陰心主之前下肘中○滑氏曰肺系謂喉嚨也喉以候氣下接于肺肩下脇上際曰腋膊下對腋處為臑肩肘之間也臑盡處為肘臂節也自肺藏循肺系出而橫行循胸部第四行之中府雲門以出腋下下循臑內壓天府俠白行手少陰手心主之前下入肘中抵尺澤穴也蓋手少陰循臑臂出小指之端手心主循臑臂出中指之端手太陰則行手二經之前也

中府 在雲門下一寸乳上三肋間動脈應手脟中

雲門 取天突下一寸兩傍各六寸陷中動脈舉臂取之天突見任脈

天府 在腋下三寸臑內廉動脈中以鼻取之禁灸

俠白 在天府下去肘五寸動脈中

尺澤 在肘中約紋上動脈中

循絲臂內到孔最骨間列缺交經傳寸口即是經渠穴

掌後大淵魚際側出從大指少商頭

靈樞第十篇云循臂內上骨下廉入寸口上魚句循魚際出大指之端○滑氏曰肘以下爲臂廉隅也邊也手掌後高骨旁動脈爲關關前動脈爲寸口曰魚曰魚際云者謂掌骨之前大指本即之後其肥肉隆起處統謂之魚魚際則其間之穴名也既下肘中乃循臂內上骨之下廉歷孔最列缺入寸口之經渠太淵以上魚循魚際出大指之端至少商穴而終也端杪也

孔最 去腕上七寸手太陰之郄

列缺 去腕側上一寸五分以手交义食指末筋骨罅中太陰之絡別走陽明交經絡穴也

經渠 在寸口陷中禁灸

太淵 在掌後陷中脈之會也

魚際 在手大指本節後內側散脈中

少商 在手大指端內側白肉內宛宛中去爪甲如韭葉

交手陽明大腸脉靈樞第十篇云其支者從腕後直出次指內廉出其端○滑氏曰臂骨盡處為腕脉之大隊為經交經者為絡本經終于大指之端此則從腕後列缺穴達次指內廉出其端而交于手陽明大腸經

總歌曰

肺起中焦絡大腸還循胃口近心傍自知屬肺橫循腋出臂徐徐入少商愚按手太陰肺之脉起于中焦終于大指內廉端上其支音自腕後列缺穴直行于大指次指內廉出其端長三尺五寸交于手陽明大腸經故手陽明之脉起于大指次指之端商陽穴始也

穴歌曰

手太陰經十一穴中府雲門天府列俠白尺澤孔最存列缺經渠大淵涉魚際少商如韭葉

是動所生歌曰

此經多氣而少血是動則病喘與欬肺脹膨膨缺盆痛兩手交瞀爲臂厥所生病者爲氣嗽喘渴煩心胸滿結臑臂之內前廉痛小便頻數掌中熱氣虛肩背痛而寒氣盛亦疼風汗出欠伸少氣不足息遺失無度溺變色

靈樞第十篇云是動則病肺脹滿膨膨而喘欬缺盆中痛甚則交兩手而瞀此爲臂厥是主肺所生病者欬上氣喘渴煩心胸滿臑臂內前廉痛厥掌中熱氣盛有餘則肩背痛風寒汗出中風小便數而欠熱虛則肩背痛寒少氣不足以息弱色變爲此諸病盛則瀉之虛則補之熱則疾之寒則留之陷下則灸之不盛不虛以經取之盛者寸口大三倍於人迎虛者寸口反小於人迎也滑氏所生病者欬欬下有嗽字前廉痛痛下無厥字風寒〇滑氏曰寒字疑衍溺色變下有卒遺失無度五字〇越人云經言脈有是動有所生病一脈變爲二病者何也然經言是動者氣也所生病者血也邪在氣氣爲是而動邪在血血爲所

生病氣主呴之血主濡之氣留而不行者為氣先病也血壅而不濡者為血後病也故先為是動後所生病也○滑氏曰此脈字非尺寸之脈乃十二經隧之脈也後凡言是動所生病者義皆倣此

音釋

脘

腋音抑

鍜音暇

臑奴侯反

臂音閉

膊音剝

迤音以

腕音緩

邐音里

瞀音茂

杪音渺

手陽明大腸經之圖

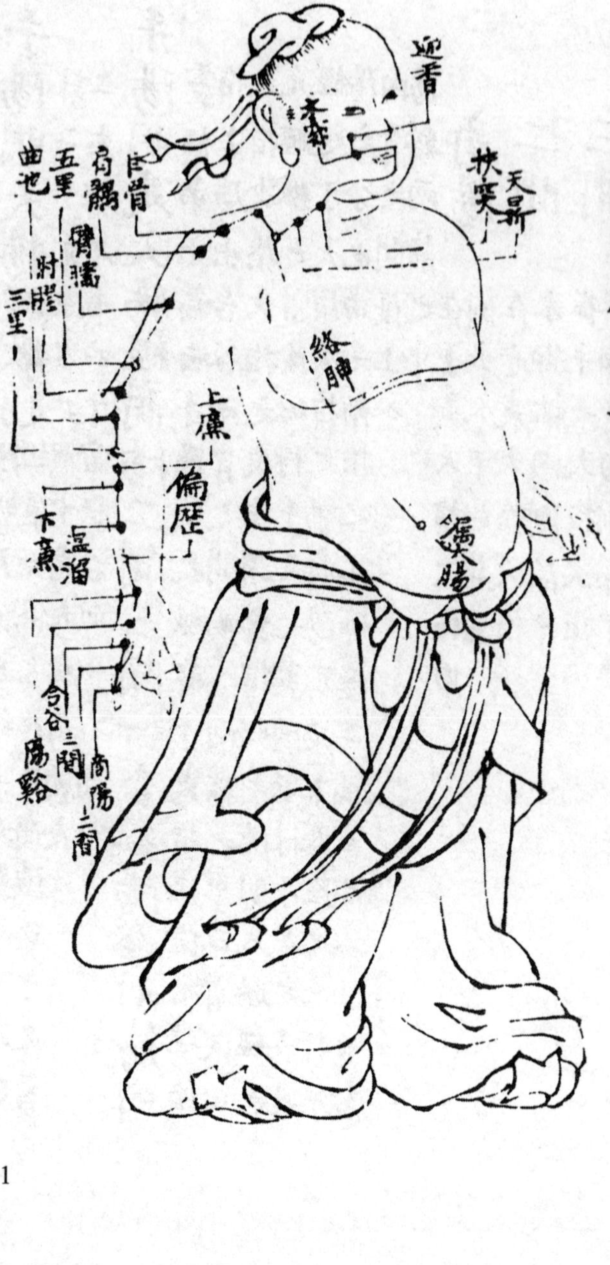

手陽明大腸經歌

手陽明大腸之經手走頭而頭走腹是經氣血俱多起于商陽止于迎香

計二十穴左右共四十穴大腸為腑長二丈一尺廣四寸當臍右回十六曲

手陽明是大腸經，商陽二間三間行，合谷陽谿兩筋內

靈樞第十篇云手陽明之脈起于大指次指之端循指上廉出合谷兩骨之間上入兩筋之中〇滑氏曰大指次指大指之次指謂食指也手陽明大腸經也凡經脈之道陰脈行手足之裏陽脈行手足之表此經起于大指次指之端商陽穴受手太陰之交行于陽之分也由是循指之上廉歷二間三間以出合谷兩骨之間復上入陽谿兩筋之中

商陽 在手表大指次指內側去爪甲如韭葉

二間 在手表大指次指本節前內側陷中

三間 在手表大指次指本節後內側陷中

合谷 在手表大指次指岐骨間陷中動脈

陽谿（在手表腕中上側兩筋陷中）

循臂偏歷溫溜升，下廉上廉三里去，曲池肘髎來五里，臂臑肩髃兩骨間。（靈樞第十篇云：循臂上廉，入肘外廉，循臑外前廉，上肩。○滑氏曰：自陽谿而上，循臂上廉之偏歷、溫溜、下廉、上廉、三里，入肘外廉之曲池，循臑外前廉，歷肘髎、五里、臂臑，絡臑會，上肩，至肩髃穴也。○臑會見手少陽經，手陽明之絡也）

偏歷（在腕中後三寸，別走太陰）

溫溜（取腕後小士六寸，大士五寸間動脈中）

下廉（在輔骨下，去上廉一寸，去曲池四寸）

上廉（在三里下一寸）

三里（在曲池下二寸，按之肉起）

曲池（在肘外輔骨，屈肘曲骨之中，以手拱朐取之）

肘髎 在肘大骨外廉陷中

五里 在肘上三寸行向裏大脈中禁針

臂臑 在肘上七寸䐃向端陽明之絡

肩髃 在肩端兩骨間陷者宛宛中擧臂有空陽明蹻脈之會

巨骨上與大椎會 靈樞第十篇云出髃骨之前廉上出于柱骨之會上○滑氏曰肩端兩骨間為髃骨肩胛上際會處為天柱骨出髃骨前廉循巨骨穴上出柱骨之會上會于大椎○大椎見脊脈手足三陽督脈之會

巨骨 在肩端上行兩叉骨間陷中陽明蹻脈之會

此經直下缺盆行陷中本屬是陽明陽明外絡繞肺藏下膈竟屬大腸停 靈樞第十篇云下入缺盆絡肺下膈屬大腸○滑氏曰自大椎而下入缺盆循足陽明經脈外絡繞肺臟復下膈當天樞之分會屬于大腸也○缺盆天樞俱見足陽明經

其支又自缺盆別上行天鼎扶突接貫腮及入于下齒（靈樞第十篇云其支別者從缺盆上頸貫腮入下齒中○滑氏曰頭莖為頸耳以下曲處為一口前小者為齒其支別者自缺盆上行于頸循天鼎扶突上貫于頰入下齒縫中）

天鼎（在頸缺盆直扶突後一寸仰首取之）

扶突（在氣舍後一寸五分又云在人迎後一寸五分仰首取之氣舍人迎見足陽明經）

上唇交互人中穴左右相交挾鼻孔任督手陽明會總禾髎一寸是迎香交足陽明經胃絖（靈樞第十篇云還出挾口交人中左之右右之左上挾鼻孔○滑氏曰口唇上鼻柱下為人中既入齒縫復出夾兩口吻相交于人中之分左脈之右右脈之左上挾鼻孔循禾髎迎香而終以交于足陽明也○人中見督脈手陽明督之會）

禾髎（在鼻孔下俠水溝傍五分禁灸）

迎香（在禾髎上一寸鼻孔傍五分手足陽明之會禁灸）

總歌曰

手陽明脈起商陽過臂交肩絡大腸再出缺盆還入齒上行俠鼻到迎香

愚按手陽明大陽之脈起于大指次指手表內側端上終于絡肺會屬大腸其支者從缺盆入于下齒左之右右之左相交頰中橫至兩目之下承泣穴長五尺交于足陽明胃經故足陽明之脈起于承泣穴始也

穴歌曰

手中陽明始商陽二間三間合谷藏陽谿偏歷及溫溜下廉上廉三里長曲池肘髎迎五里臂臑肩髃巨骨當天鼎扶突禾髎接終以迎香二十穴

是動所生歌曰

此經氣盛血亦盛是動頸腫并齒痛所生病者為鼻衄

目黃口乾喉痺生大指次指難爲用肩前臑外痛相仍靈樞第十篇云是動則病齒痛頸腫是主津液○所生病者目黃口乾鼽衄喉痺肩前臑痛大指次指痛不用氣有餘則當脈所過者熱腫虛則寒慄不復爲此諸病盛則瀉之虛則補之熱則疾之寒則留之陷下則灸之不盛不虛以經取之盛者人迎大三倍於寸口虛者人迎反小於寸口也

音釋

髃

鼽音求鼻塞

䐃渠殞也

胛音甲背胛也

頰古協反結腮也

吻音文上聲

足陽明胃經之圖

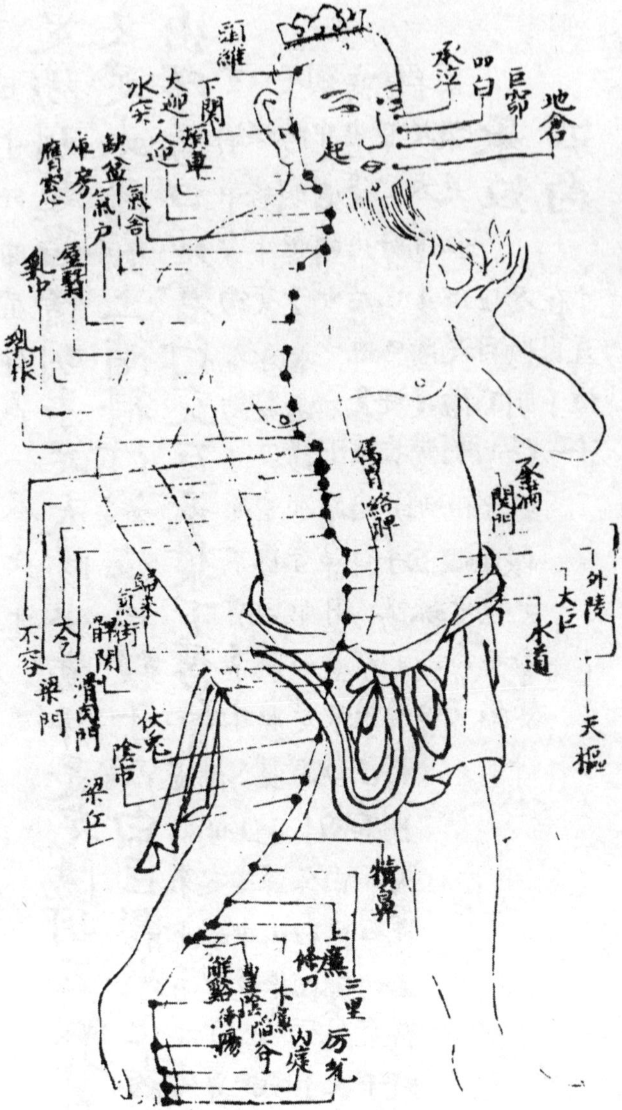

頭維
下關
頰車
大迎
人迎
水突
缺盆
氣舍
氣户
庫房
屋翳
膺窗
乳中
乳根
承泣
四白
巨髎
地倉
起
屬胃絡脾
承滿
關門
外陵
大巨
水道
天樞
不容
太乙
梁門
滑肉門
歸来
氣街
髀關
伏兔
陰市
梁丘
犢鼻
上廉
條口
三里
下廉
豐隆
解谿
衝陽
陷谷
内庭
厲兑

足陽明胃經歌

足陽明胃之經頭走腹而腹走足是經氣血俱多起于承泣止于厲兌計四十五穴左右共九十穴胃大一尺五寸紆曲屈伸長二尺六寸

足陽明起鼻精明手足太陽少陽并是足陽明五脈會

又足太陽顴上循斜行承泣目瞳子四白巨髎來上齒

出環唇口地倉行交互承漿下唇會

靈樞第十篇云足陽明之脈起于鼻交頞中旁約太陽之脈下循鼻外入上齒中還出挾口環唇下交承漿○滑氏曰頞鼻莖也鼻山根為頞足陽明起于鼻兩傍迎香穴由是而上左右相交于頞中過睛明之分下循鼻外歷承泣四白巨髎入上齒中復出循地倉挾兩口分環繞唇下左右相交于承漿之分也○迎香見手陽明經睛明見足太陽經手足太陽少陽足陽明五脈之會承漿見任脈足陽明任脈之會

承泣

在目下七分直瞳子陷中足陽明任蹻脈之會禁針

四白

在目下一寸直瞳子

巨髎 在夾鼻孔傍八分直瞳子蹻脈之會

地倉 在夾口吻傍四分外如近下有微微動手足陽蹻脈之會

卻循頤後大迎出斜上頰車下關客足陽明與少陽交

髮際頭維至顱額顳顬手足少陽經額顱督脈到神庭

足太陽明三脈會 靈樞第十篇云卻循頤後下廉出大迎循頰車上耳前過客主人循髮際至額顱○滑氏曰腮下為頷頷中為頤顖前為髮際髮際前為額顱自承漿卻循頤後下廉出大迎循頰車上耳前歷下關過客主人循髮際行懸釐頷厭之分經頭維會於額顱之神庭○客主人懸釐頷厭並見足少陽經皆手足少陽陽明之交會神庭見督脈足太陽陽明督脈之會

大迎 在曲頷前一寸三分骨陷中動脈以口下當兩肩

頰車 在耳下曲頰端陷中側臥張口取之

下關 在客主人下耳前動脈下廉合口有空開口即閉足少陽之會客主人足見少陽經

頭維

在額角入髮際本神旁一寸五分神庭旁四寸五分足少陽交會本神見足少陽經神庭見督脈足太陽陽明督脈會足陽明脈自大迎行上終于此穴入神庭散腦中

其支再下大人迎水突穴居氣舍上夾喉天突缺盆當
循足少陰俞府行下膈屬胃上脘傍胃口會厭為吸門
屬胃上脘足陽明會手太陰下一寸即由中脘是其經
乃手太陽少陽合又同任脈會其穴絡脾徹着左脇此〻
相依胃上無差別

靈樞第十篇云其支者從大迎前下人迎循喉嚨入缺盆下膈屬胃絡脾。胸兩旁高處為膺膺上橫骨為巨骨巨骨上陷中為缺盆其支別者從大迎前下人迎循喉嚨歷水突氣舍入缺盆行足少陰俞府之外下膈當上脘中脘之分屬胃絡脾。俞府見足少陰經上脘見任脈足陽明手太陽任脈之會中脘見任脈手太陽少陽足陽明所生任脈之會

人迎

在頸大脈動應手夾結喉旁一寸五分動脈仰首取之禁針灸

水突 在頸大筋前直人迎下氣舍上二穴之中間

氣舍 在頸直人迎下夾天突陷中天突見任脉

缺盆 在肩下橫骨陷中禁針

直行又自缺盆底氣戶庫房并屋翳膺窗當乳乳根停

斜入不容承滿位梁門穴過關門通太乙滑門天樞同

挾臍外陵下大巨水道歸來入氣衝 靈樞第十篇云其直者從缺盆下乳內廉下挾臍入氣衝中○滑氏曰直行者從鈌盆而下下乳內廉循氣戶庫房屋翳膺窗乳中乳根不容承滿梁門關門太乙滑肉門下挾臍歷天樞外陵大巨水道歸來諸穴而入氣衝中也○自氣戶至乳根去中行各四寸自不容至滑肉門去中行各三寸自天樞至歸來去中行各二寸

氣戶 取天突下一寸傍各四寸微近下陷中直乳頭仰取天突見任脉

庫房 在氣戶下一寸六分陷中下直乳頭仰而取之

屋翳 在庫房下一寸六分陷中直乳頭仰而取之

膺窗 在屋翳下一寸六分陷中下直乳頭仰而取

乳中 當乳中是也禁針灸

乳根 在直乳下一寸六分陷中仰而取之自氣戶至乳根去中行各四寸

不容 取巨闕兩傍各三寸直四肋端巨闕見任脈

承滿 在不容下一寸

梁門 在承滿下一寸

關門 在梁門下一寸

太乙 在關門下一寸

滑肉門 在太乙下一寸下挾臍自不容至滑肉門去中行各三寸

天樞 取臍兩傍各二寸大腸之募

外陵 在天樞下一寸

大巨 在外陵下一寸

水道 在大巨下三寸

歸來 在水道下二寸自天樞至歸來去中行各二寸

氣衝 在歸來下鼠谿上一寸動脈應手宛宛中禁針一名氣衝

其支腹從胃口下別行循腹育俞走足少陰經與本經

復會氣衝從下溜 靈樞第十篇云其支者起胃下口循腹裏下至氣衝中而合乃滑氏曰胃下口下脘之分難經云太倉下口為幽門者是也自屬胃處起胃下口循腹裏過足少陰肓俞之外本經之裏下至氣衝中與前之入氣衝者合

髀關伏兔陰市從梁丘膝上兩筋同膝臏犢鼻至三里

上廉條口下廉中豐隆解谿衝陽屬陷谷內庭厲兌足

靈樞第十篇云以下髀關抵伏兔下入膝臏中下循骭外廉下足跗入中指外閒○滑氏曰抵至也股外為髀髀前膝上起肉處為伏兔伏兔後交文為髀関挾膝解中為臏脛骨為骭跗足面也既相合氣衝中乃下髀関抵伏兔歷陰市梁丘下入膝臏中經犢鼻下循骭外廉之三里巨虛上廉條口巨虛下廉豊隆解谿下足跗之衝陽陷谷入中指外閒之內庭至厲兌而終也

髀關

在膝上伏兔後交文分中禁灸

伏兔

在膝上六寸起肉端正跪坐而取之一云膝蓋上七寸禁灸

陰市

在膝上三寸伏兔下陷中拜而取之禁灸

梁丘

在膝上二寸兩筋間

犢鼻

在膝臏下骭骨上骨解大筋中禁灸

三里

在膝眼下三寸骭骨外廉大筋內宛宛中舉足取之極重按之則跗上動脈止矣

上廉

在三里下三寸舉足取之

條口　在下廉上一寸擧足取之禁灸

下廉　在上廉下三寸擧足取之

豐隆　在外踝上八寸胻外廉陷中當繫鞋帶處

解谿　在衝陽後一寸五分脘上陷中當繫鞋帶處

衝陽　在足跗上五寸骨間動脈去陷谷三寸

陷谷　在足大指次指之間本節後陷中

內庭　在足大指次指外間陷中

厲兌　在足大指次指之端去爪甲如韭葉

靈樞第十篇云其支者下膝三寸而別以下入中指外間○滑氏曰此支自膝下三寸循三里穴之外

衝陽反出行間來交足太陰脾脈續

靈樞第十篇云其支者別跗上入大指間出其端○滑氏曰此支自跗上衝陽穴別行大指間斜出足厥陰行間穴之外循大指下出其端

以交於足太陰行間見足厥陰經

總歌曰

胃脉先由鼻頞中，卻循頥後過喉嚨，絡脾屬胃俠臍下，下脛還知厲兌通。愚按足陽明胃之脉起于鼻頞，終于足大指次指端。上其支者自跗上衝陽穴別行，入足大指下長八寸，交于足太陰脾經，故足太陰之脉起于大指之端內側隱白穴始也。

穴歌曰

四十五穴足陽明，承泣四白巨髎經，地倉大迎頰車峙，
下關頭維人迎對，水突氣舍連缺盆，氣戸庫房屋翳屯，
膺窗乳中延乳根，不容承滿梁門起，關門太乙滑肉門，
天樞外陵大巨存，水道歸來氣衝次，髀關伏兔走陰市，
梁丘犢鼻足三里，上巨虛連條口位，下巨虛兮及豐隆

解谿衝陽陷谷中内庭厲兌經穴終

是動所生歌曰

此經多氣復多血是動欠呻面顔黑淒淒惡寒畏見人忽聞木音心震惕登高而歌棄衣走甚則腹脹仍賁響凡此諸疾皆骭厥所生病者為狂瘧濕温汗出鼻流血口喎唇胗仍喉痺膝臏疼痛腹脹結氣膺伏兔骭外廉足跗中指俱痛徹有餘消穀溺色黃不足身前寒振慄胃中寒時脹滿生氣盛身前皆有熱

靈樞第十篇云是動則病灑灑振寒善呻數欠顔黑病至則惡人與火聞木音則惕然而驚心欲動獨閉戶塞牖而處甚則欲上高而歌棄衣而走賁響腹脹是為骭厥是主血所生病者狂瘧溫淫汗出鼽衄口喎唇胗頸腫喉痺大腹水腫膝臏腫痛循膺乳氣街股伏兔骭外廉足跗上皆痛中指不用氣盛則身以前皆熱其有餘于胃則消穀善飢溺

色黃氣不足則身以前皆寒慄胃中寒則脹滿爲此諸病盛則瀉之虛則補之熱則疾之寒則留之陷下則灸之不盛不虛以經取之盛者人迎大三倍於寸口虛者人迎反小於寸口也

顳 顬 顱 音盧 顱也 突 防骨反 觸也 翳

盲 髀 音陛 股也 臏 積 髎

頞 音遏 頷 音顊 下也 顖 音信 [illegible] 獨

骭 音旱 脛骨 䯒 峙

足太陰脾經之圖

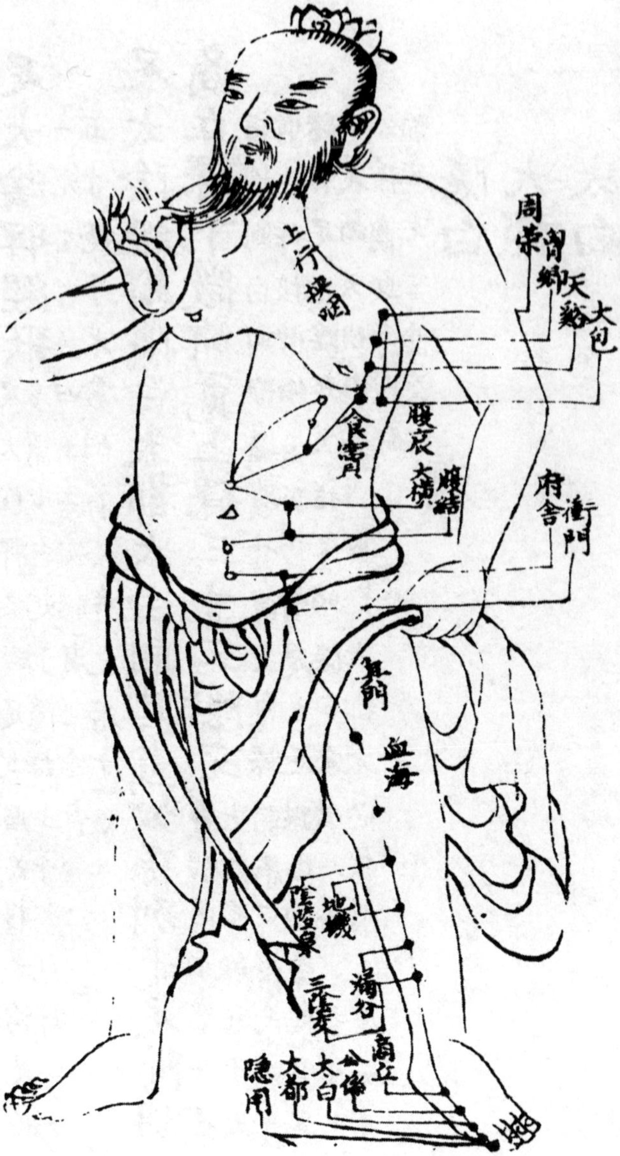

足太陰脾經歌

足太陰脾之經足走腹而腹走胸是經多氣少血起于隱白止于大包計二十一穴左右共四十二穴脾廣三寸長五寸掩乎太倉附着於脊之第十一椎

足太陰經解隱白太都太白同其直公孫別走足陽明商丘踝下微前覓上踝三寸三陰交

靈樞第十篇云足太陰之脈起于大指內側白肉際過覈骨後上內踝前廉○滑氏曰覈骨一作核骨俗云孤拐骨是也足跟後兩旁起骨為踝骨足太陰起大指之端隱白穴受足陽之交也由是循大指內側白肉際大都穴過核骨歷太白公孫商丘上內踝前廉之三陰交也

隱白

大都

太白

公孫

商丘在足內踝下微前陷中

三陰交在內踝上三寸骨下陷中

上腨循行漏谷超厥陰前有地機穴陰陵泉在膝之坳

靈樞第十篇云上腨內循䯒骨後交出厥陰之前○滑氏曰腨腓腸也由三陰交上腨內循䯒骨後之漏谷上行二寸交出足厥陰經之前至地機陰陵泉

漏谷在內踝上六寸骨下陷中

地機在膝下五寸太陰之郄

陰陵泉在膝下內側輔骨下陷中伸足取曲膝亦得之

上循膝股號血海箕門越筋陰股內上行入腹至衝門

府舍橫行中極會關元任脈三陰還又循腸腹結在經

歸大橫臍直下脘太陰任脈腹哀行腹哀在下日月卜

是足太陽少陽訪陽維三會上期門直乳三陰屬脾臟
循行中脘下脘回屬脾絡胃無猜疑此經本自腹哀起
別腹還循膈上來（靈樞第十篇云上循膝股內前廉入腹屬脾絡胃○滑氏曰髀內為股臍上下為腹自陰陵泉上循膝股內前廉之血海箕門迤邐入腹經衝門府舍會中極關元復循腹結大橫會下脘歷腹哀過日月期門之分循本經之裏下至中脘下脘之際以屬脾絡胃也○中極關元並見任脉皆足三陰任脉之會下脘見任脉足太陰任脉之會日月見足少陽經足太陰少陽陽維之會期門見足厥陰經足太陰厥陰陰維之會也）

血海（在膝臏上內廉白肉際二寸中）
箕門（在魚腹上越筋間陰股內動脉中）
衝門（去大橫五寸在府舍下橫骨端約中動脉厥陰之會）
府舍（在腹結下三寸太陰劫厥陰陰維之支會）

腹結 在大橫下一寸三分

大橫 在腹哀下三寸五分直臍傍

腹哀 在日月下一寸五分自衝門起至腹哀止去腹中行各四寸五分日月見足少陽經

斜上本經食竇穴舉臂可取天谿接仰取寸六是胸鄉

更上周榮回下脇大包布脇九肋間手足太陰中府攢

斜行竟上人迎位夾喉連舌散何難 靈樞第十篇云上膈挾咽連舌本散舌下○滑氏曰咽所以嚥物居喉之前至胃長一尺六寸爲胃系也舌本舌根也由腹哀上膈循食竇天谿胸鄉周榮由周榮外曲折向下至大包又自大包外曲折向上會中府上行人迎之裏挾咽連舌本散舌下而絡焉○中府見手太陰經足太陰之會人迎見足陽明經

食竇 在天谿下一寸六分舉臂取之

天谿 在胸鄉下一寸六分仰而取之

胸鄉在周榮下一寸六分陷中仰而取之周榮在中府下一寸六分陷中仰而取之中府見手太陰經大包在淵腋下三寸淵腋見足少陽經

別支又從腹哀去再歷胃經中脘外上注膻中穴裡終

兩手少陰心經起靈樞第十篇云其支者復從胃別上膈注心中口滑氏曰此支由腹哀別行再從胃部中脘穴之外上膈注於膻中之囊心之分以交於手少陰口中脘膻中並見任脈

總歌曰

指端側內方由踝股脛崎嶇氣脈通入腹屬脾并絡胃

俠咽連舌注胸中憑按足太陰脾之脈起于足大指內側終于俠咽散舌下別支又自腹哀歷胃經注膻中之裏心之分交于手少陰心經故手少陰之脈起于心中上肺橫出腋下極泉始也

穴歌曰

足中太陰脾經偏隱白太都太白先公孫商丘三陰交
漏谷地機陰陵泉血海箕門衝門近府舍腹結大橫連
腹哀食竇天谿去胸鄉周榮大包全

是動所生歌曰

此經氣盛而血衰是動其病氣所爲食入即吐胃脘痛
更兼身體痛難移腹脹善噫舌本強得後與氣快然衰
所生病者舌亦痛體重不食亦如之煩心心下仍急痛
泄水溏瘕寒瘧隨不卧強立股膝腫疸發身黃大指痿

靈樞第十篇云是動則病舌本強食則嘔胃脘痛腹脹善噫得後與氣則快然如衰身體皆重是主脾所生病者舌本痛體不能動搖食不下煩心心下急痛溏瘕泄水閉黃疸不能卧強立股膝內腫厥足大指不用爲此諸病盛則寫之虛則補之熱則疾之寒則留之陷下則灸之不盛不虛以經取之盛者寸口大

三倍於人迎虛者寸口反小於人迎也○滑氏下急痛下有寒瘧二字

音釋

踝胡瓦反　覔音寱　坳　猜　攢

肋音勒　拐　腓

手少阴心經之圖

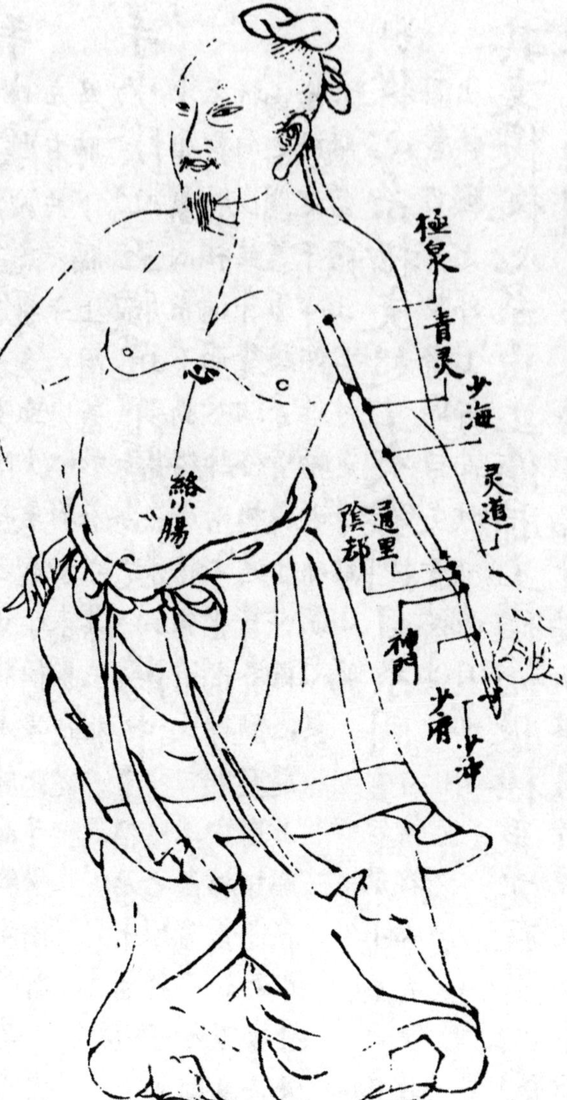

手少陰心經歌

手少陰心之經腹走胸而胸走手是經多血少氣起于極泉上于少衝計九穴

左右共一十八穴心形如未敷蓮花居肺下膈上附着於脊之第五椎

手少陰心五臟通下膈絡繞小腸中靈樞第十篇云手少陰之脈起于心中出屬心系下膈絡小腸○滑氏曰心系有二一則上與肺相通而入肺兩大葉間一則由肺葉而下曲折向後並脊膂細絡相連貫脊髓與腎相通正當七節之間蓋五臟系皆通于心而心通五臟系也手少陰經起于心循任脈之外屬心系下膈當臍上二寸之分絡小腸

別從心系橫支起上夾喉門目系同靈樞第十篇云其支者從心系上挾咽繫目系○滑氏曰支者從心系出任脈之外上行而挾咽系目也

其支復從心系出上循肺上橫循腋極泉穴在臂內廂

腋下筋間當動脈靈樞第十篇云其直者復從心系郤上肺下出腋下○滑氏曰直者復從心系直上至肺臟之分出循腋下抵極泉也

極泉

在臂內腋下筋間動脈入胸

下循臑外後廉行太陰心主後青靈下肘內廉來少海

靈樞第十篇云下循臑內後廉行太陰心主之後下肘內廉○滑氏曰自極泉下循臑內後廉行太陰心主兩經之後歷青靈穴下肘內廉抵少海

青靈

在肘上三寸舉臂取之

少海

在肘內大骨外去肘端五分

臂廉靈道甚分明通理排來陰郄底掌後神門循小指少府前行出少衝交手太陽小腸是

靈樞第十篇云循臂內後廉抵掌後兌骨之端入掌內後廉循小指之內出其端○滑氏曰腕下踝為兌骨自少海而下循臂內後廉歷靈道通理至掌後兌骨之端經陰郄神門入掌內廉至少府循小指端之少衝而終以交于手太陽也

靈道

在掌後一寸五分

通理　在腕後一寸陷中

陰郄　在掌後脉中去腕五分

神門　在掌後兑骨之端陷者中

少府　在手小指本節後陷中直勞宮

少衝　在手小指内廉端去爪甲如韭葉

總歌曰

心脉元來起膈中，更還心系始通胸，絡腸出腋方循肘，入掌分明見少衝。

愚按手少陰心之脉起于心中終于小指内廉出其端長三尺五寸而直交于手太陽小腸經蓋心為君主之官示尊於他藏故其交經授受不假別支而直自本經少衝穴交于手太陽小腸經故手大陽之脉起于小指外側端少澤穴始也

穴歌曰

九穴心經手少陰極泉青靈少海深靈道通理陰郄遂
神門少府少衝尋
是動所生歌曰
多氣少血屬此經是動心脾痛難任渴欲飲水咽乾燥
所生脇痛目如金脇臂之內後廉痛掌中有熱向經尋

靈樞第十篇云是動則病嗌乾心痛渴而欲飲是為臂厥是主心所生病者目黃脇痛臑臂內後廉痛厥掌中熱痛為此諸病盛則瀉之虛則補之熱則疾之寒則留之陷下則灸之不盛不虛以經取之盛者寸口大再倍於人迎虛者寸口反小於人迎也

手太陽小腸經之圖

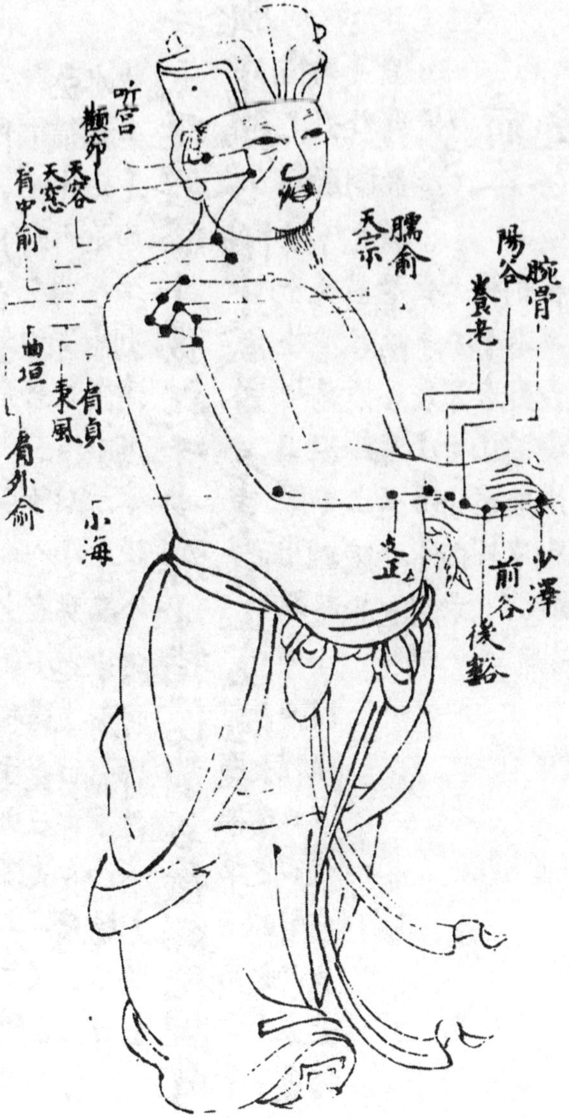

手太陽小腸經歌

手太陽小腸之經手走頭而頭走腹是經多血少氣起于少澤止于聽宮

計十九穴左右共三十八穴小腸長三丈二尺左回疊積十六曲胃之下口小腸之上口也在臍上二寸水穀於是入焉復下一寸爲水分穴則小腸下口也至是而泌別清濁水液入膀胱滓穢入大腸云

手太陽經絡小腸，起于少澤小指傍，前谷後谿循腕骨，腕中陽谷陷中藏，養老東骨上空齷

靈樞第十篇云手太陽之脉起于小指之端循手外側上腕出踝中○滑氏曰臂骨盡處爲腕腕下兊骨爲踝本經起小指端少澤穴由是循手外側之前谷後谿上腕出踝中歷腕骨陽谷養老穴也

少澤

在手表小指外側端去爪甲一分陷中

前谷

在手表小指外側本節前陷中

後谿

在手表小指外側本節後陷中起肉之下

腕骨

在手表外側腕前起骨下陷中

陽谷在手表外側腕中兌骨下陷中○兌骨腕下骨也

養老在手踝骨上一空腕後一寸陷中

支正少陰來小海臑俞陽明手少陽膊部肩貞居骨解

臑俞天宗與秉風曲垣肩外其肩中上行循臂大推穴

手足三陽督脈同靈樞第十篇云直上循臂骨下廉出肘內側兩筋之間上循臑外後廉出肩解繞肩髀交肩上○滑氏出肘內側起至循臑外後廉上無此十四字今錄于此以備參考○胛一名髆○滑氏曰脊兩傍為膂膂上兩角為肩解肩解下成片骨為肩胛自養老穴直上循臂骨下廉支正穴出肘內側兩骨之間歷小海穴上循臑外後廉行手陽明少陽之外上肩循肩貞臑俞天宗秉風曲垣肩外俞肩中俞諸穴乃上會大推因左右相交於兩肩之上○大推見督脈手足三陽督脈之會

支正在腕後五寸別走少陰

小海在肘內大骨外去肘端五分陷中屈手向頭取之

肩貞在肩曲胛下兩骨解間肩髃後陷中

臑俞在挾肩髎後大骨下胛上廉陷中手足太陽陽維蹻脈之會天髎見手少陽經

天宗在秉風後大骨下陷中

秉風在天髎外肩上小髃後舉臂有空手太陽陽明手足少陽之會天髎見手少陽經

曲垣在肩中曲胛陷中按之應手痛

肩外俞在肩胛上廉去脊三寸陷中

肩中俞在肩胛內廉去脊二寸陷中

就向肩前缺盆陷下腋絡心膻中滿循咽透膈抵胃中竟屬小腸來下脘靈樞第十篇云入缺盆絡心循咽下膈抵胃屬小腸○滑氏曰自交肩上入缺盆循肩向腋下行當膻中之分絡心循胃系下膈過上脘中脘抵胃下行任脈之外當臍上二寸之分屬小腸○膻中上脘中脘並見任脈會穴也

其支別自缺盆升循頸天窓傍頸筋究歷天容循頰面

顴髎兊督聽宮停靈樞第十篇云其支者別從缺盆循頸上頰至目銳眥卻入耳中○滑氏曰目外角為銳眥支者別從缺盆循頸之天窓天容上頰抵顴髎上至目銳眥過瞳子髎卻入耳中循聽宮而終也○瞳子髎見足少陽經

天窓在頸大筋前曲頰下扶突後動脈應手陷中扶突見任

天容在耳下曲頰後

顴髎在面鳩骨下廉銳骨端陷中手少陽之會

聽宮在耳中珠子大如赤小苴足少陽之會

別支循頰過䪼鼻循至睛明來眥內手足三陽五脈攢

交足太陽膀胱位靈樞第十篇云其支者別頰上䪼抵鼻至目內眥斜絡于顴滑氏無斜絡于顴四字○滑氏曰目下為䪼目大角為目內眥其支者別循頰上䪼抵鼻至目內眥睛明穴以交于足

太陽也○睛明見足太陽經

總歌曰

少澤因知手太陽上循盆內下連腸其支自頸斜交頰

俠鼻還來目眥傍愚按手太陽小腸之脈起于小指之端循手外則而上終于耳中聽宮穴其支者自聽宮別行頰上抵鼻至目內眥長五尺交于足太陽故足太陽之脈起于目內眥睛明穴始也

穴歌曰

手太陽穴一十九少澤前谷後谿偶腕骨陽谷可養老

支正小海肩貞走臑俞天宗及秉風曲垣肩外復肩中

天窗天容上顴髎卻入耳中循聽宮

是動所生歌曰

此經少氣還多血是動則病痛咽嗌頷下腫兮不可顧

肩如拔兮臑似折所生病主肩臑痛耳聾目黃腫腮頰肘臂之外後廉痛部外猶當細分則靈樞第十篇云是動則病嗌痛頷腫不可以顧肩似拔臑似折是主脈所生病者耳聾目黃頰腫頸頷肩臑肘臂外後廉痛為此諸病盛則瀉○之虛則補之熱則疾之寒則留之陷下則灸之不盛不虛以經取之盛者人迎大再倍于寸口虛者人迎反小于寸口也○以顧滑氏作回顧

音釋

鐸音鍛 膊音博肩膊 膻音誕与袒同 䪼音拙广 眥静計反

靈樞經脉翼卷中

靈樞經脈翼卷下

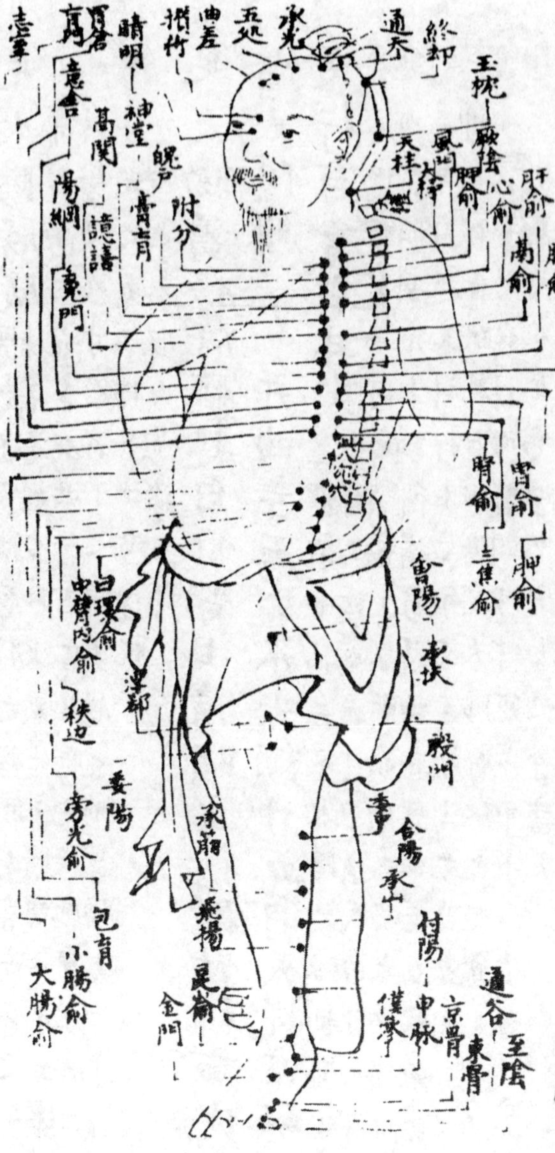
絡却
通天
承光
五處
曲差
攢竹
睛明
玉枕
天柱
風門
大杼
肺俞
心俞
肝俞
膽俞
神堂
魄戶
附分
膏肓
譩譆
膈關
陽綱
意舍
魂門
志室
胃俞
腎俞
三焦俞
脾俞
會陽
承扶
殷門
浮郄
委陽
委中
合陽
承山
飛揚
付陽
申脈
僕參
金門
京骨
束骨
通谷
至陰
白環俞
中膂內俞
秩边
包肓
小腸俞
大腸俞

足太陽膀胱經歌

足太陽膀胱之經頭走脊而脊走足是經多血少氣起于睛明止于至陰

計六十三穴左右共一百二十六穴膀胱重九兩二銖縱廣九寸居胃下之前大腸之側當臍上一寸水分穴之處小腸下口乃膀胱上際也水腋由是滲入焉

足太陽屬膀胱經起自目眥由睛明上行攢竹神庭穴

督太陽經　并曲差五處承光額廿五通天從左䘑

交行百會右耳尖

靈樞第十篇云足太陽之䘑起于目內眥上額交巔　滑氏曰目大角爲內眥髮際前爲額腦上爲巔巔頂也足太陽起目內眥睛明穴上額循攢竹過神庭歷曲差五處承光通天自通天斜行左右相交于巔上之百會也神庭百會俱見督䘑俱足太陽督䘑之交會也

睛明

在目內眥頭外畔宛宛中手足太陽陽明少陽之會禁灸

攢竹

在兩眉頭陷中禁灸

曲差

取神庭外旁臨泣之裏二穴之間髮際內五分臨泣見足少陽經

五處在上星旁曲差後五分

承光取曲差後二寸禁灸

通天取曲差後二寸五分

右脈仍從百會出耳角入髮際五分率谷浮白連竅陰

乃足太陽少陽會從茲三穴散諸經靈樞第十篇云其支者從巔至耳上角○滑氏曰支別者從巔之百會抵耳上角過率谷浮白竅陰所以散養于經脈也○率谷浮白竅陰三穴見足少陽經足太陽少陽之會也

其經再自通天項絡郤直行來玉枕循行腦戶遶周傍

足太陽同督脈併別循出腦還本經下項復從天柱仍靈樞第十篇云其直者從巔入絡腦還出別下項○滑氏曰腦頭髓也頸上爲腦腦後爲項此直行者由通天穴後循絡却王枕入絡腦復出下項抵天柱也○腦戶見督脈足太陽督脈之會

絡却 在通天後一寸五分

玉枕 在絡却後一寸五分或取後項上入髮際三寸腦戶傍一寸三分枕骨起肉

天柱 在頸項大筋外廉夾項後髮際陷中

大椎手足三陽會却循陶道兩行大杼風門皆夾脊

肺俞厥陰四椎極心膈肝膽脾胃連三焦腎俞同臍直

十六八椎大小腸膀胱十九椎兩旁中膂肉俞白環俞

入膂絡胃由膀胱 靈樞第十篇云循肩髆內挾脊抵腰中入循膂絡腎屬膀胱○滑氏曰肩後之下為肩髆椎骨為脊尻上橫骨為腰挾脊為膂自天柱而下過大椎陶道却循肩髆內挾脊兩傍下行歷大杼風門肺俞厥陰俞心俞膈俞肝俞膽俞脾俞胃俞三焦俞腎俞大腸俞小腸俞膀胱俞中膂內俞白環俞由是抵腰中入循膂絡腎下屬膀胱也○大椎見督脈手足三陽督脈之會陶道見督脈是太陽督脈之會

大杼

在項後第一椎下兩旁各一寸五分陷中足少陽之會又骨會此夾脊第二行俞穴

風門

在第二椎下督脈之會兩旁各一寸五分

肺俞

在第三椎下兩旁各一寸五分

厥陰俞

在第四椎下兩旁各一寸五分

心俞

在第五椎下五旁各一寸五分

膈俞

在第七椎下兩旁各一寸五分

肝俞

在第九椎下兩旁各一寸五分

膽俞

在第十椎下正坐取之兩旁各一寸五分

脾俞

在第十一椎下兩旁各一寸五分

胃俞

在第十二椎下兩旁各一寸五分

三焦俞

在第十三椎下兩旁各一寸五分

腎俞 在第十四椎下與臍平兩旁各一寸五分

大腸俞 在第十六椎下兩旁各一寸五分

小腸俞 在第十八椎下兩旁各一寸五分

膀胱俞 在第十九椎下兩旁各一寸五分

中膂內俞 在第二十椎挾脊起肉兩旁各一寸五分

白環俞 在二十椎下伏取之禁灸自大杼循脊髆至白環俞抵腰中去脊中各一寸五分

其支別從白環入下循腰髁夾其脊上髎次髎中下髎會陽穴傍陰尾骨貫穿臀內下承扶殷門浮郄委陽途膕中只是委中穴 靈樞第十篇云其支者從腰中下挾脊貫臀入膕中。滑氏支下有別字腰中下下無挾脊二字。滑氏曰臀尻也挾腰臏骨兩旁為機機後為臀腓腸上膝後曲處為膕其支別者從腰中循腰髁下挾脊歷上髎次髎中髎下髎會陽下貫臀至承扶殷門浮郄委陽入膕中之委中穴也

○按腰髁即腰監骨人脊椎骨有二十一節自十六椎節而下為腰監骨扶脊附着之處其十七至二十凡四椎為腰監骨所掩附而八髎穴則俠脊第一二空云云也會陽在尾髎骨兩旁則廿一椎乃復見而終焉又按督脈當脊中起于長強在廿一椎下等而上之至第十六椎下為陽關穴其二十椎至十七椎皆無穴乃知為腰監骨所捺明矣

上髎 在第一空腰髁下一寸挾脊陷中足太陽少陽之絡

次髎 在第二空夾脊陷中

中髎 在第三空挾脊陷中足厥陰少陽所結

下髎 在第四空挾脊陷中足太陽厥陰所結

會陽 在陰尾髎骨兩旁

承扶 在尻臀下股陰上紋中

殷門 在肉郄下六寸

浮郄
委陽
委中

在委陽上一寸屈膝得之在承扶下六寸屈身取之足太陽之後出於膕中外廉兩筋間在膕中央約文中動脈伏面挺腹至地取之血卻也○此支自夾脊第二行至白環前而入歷上下髎循會陽直至委中與附分至秩邊者合共會于委中

別支天柱髆中鋪別行左右附分去貫穿伸脊來魄戶

膏肓穴下循神堂譩譆膈內七椎數魂門第九近陽綱

意舍前行取胃倉肓門又勒接志室胞肓直抵秩邊藏

靈樞第十篇云其支者從髆內左右別下貫胂挾脊內過髀樞○滑氏曰膂內曰胂夾脊肉也其支者爲挾脊兩旁第三行相去各三寸之諸穴自天柱而下從髆內左右別行下貫胂膂歷附分魄戶膏肓神堂譩譆膈關魂門陽綱意舍胃倉肓門志室胞肓秩邊下歷尻臀過髀樞也股外爲髀楗骨之下爲髀樞

附分

在第二椎下附項內廉正坐取之手足太陽之會夾脊第三行俞穴

魄戶 在第三椎下兩旁各三寸正坐取之

膏肓 在第四椎下近第五椎上兩旁各三寸取穴時令人正坐曲脊伸兩手以臂着膝前令端直手大指與膝頭齊以物支肘毋令臂動搖離胛骨容側指許按之酸痛

神堂 在第五椎下兩旁各三寸正坐取之

譩譆 在肓膊內廉第六椎下兩旁各三寸正坐取之

膈關 在第七椎下兩旁各三寸正坐闊肩取之

魂門 左第九椎下兩旁各三寸陷中正坐取之

陽綱 在第十椎下兩旁各三十陷中正坐取之

意舍 在第十一椎下兩旁各三十陷中正坐取之

胃倉 在第十二椎下兩旁各三寸

肓門 在第十三椎下兩旁各三寸叉脇間陷中

志室 在第十四椎下兩旁各三寸陷中並正坐取之

胞肓 在第十九椎下兩旁各三寸伏而取之

秩邊 在第二十椎下陷中兩旁各三寸伏而取之或云在第二十一椎下○此支循自于柱而下歷附分至此而穴終由此穴循本絡直注于委中合

經從秩邊貫臀內髀樞穴內承山外傍廂一寸五分間髀從裏廉委中會合陽膝約下二寸貫穿腨內承筋頻承筋正在腨腸中下至承山腸肉分飛揚外踝七寸存附陽踝下循崑崙僕參申脈白肉際金門京骨足邊乜足外大骨赤白肉小指本節收束骨通谷之前出至陰交足少陰腎經脈 靈樞第十篇云循髀外後廉下合膕中以下貫腨內出外踝之後循京骨至小指外側○滑氏曰腨腓腸也循髀外後廉髀樞之裏承扶之外一寸五分之間而下與前之入膕

中者相合下行循合陽穴下貫腨內歷承筋承山飛揚附陽出外踝後之崑崙僕參申脈金門循京骨束骨通谷至小指外側端之至陰穴以交于足少陰也

合陽 在膝約文中央下三寸或取委中下三寸

承筋 在腨腸中央陷中

承山 在兌腨腸下分肉間陷中

飛陽 在足外踝上七寸太陽之絡別走太陰

附陽 在足外踝上三寸太陽前少陽後筋骨間陽蹻之郄

崑崙 在足外後跟骨上陷中

僕參 在跟骨下陷中拱足得之

申脈 在外踝下陷中容爪甲白肉際陽蹻脈之所生

金門 在足外踝下太陽之郄陽維所屬

京骨在足外側大骨下赤白肉際陷中

束骨在足小指外側本節後陷中

通谷在足小指外側本節前陷中

至陰在足小指外側去爪甲角如韭葉

總歌曰

內背交巔方下項循肩挾脊抵腰中從腰絡腎膀胱過
髀骨源流小指通愚按足太陽膀胱之脈起于目內背睛明穴上額交巔抵天柱過大椎挾脊下行循脊絡腎屬膀胱其支者從腰入膕中其支別者復自天柱從髀內左右挾脊而下合膕中出小指外側端至陰穴長交于足少陰腎故足少陰之脈起于小指之下斜趣足心湧泉穴始也

穴歌曰

足太陽經六十三睛明攢竹曲差叅五處承光上通天

絡郤玉枕天柱嶄大杼風門引肺俞厥陰心俞膈俞注
肝俞膽俞脾俞同胃俞三焦腎俞中大腸小腸膀胱俞
中膂白環兩俞輸自從大杼至白環相去脊中三寸間
上髎次髎中復下會陽承扶殷門亞浮郄委陽委中鐔
髆内挾脊附分當太陽行背第三行魄戶膏肓與神堂
譩譆膈關魂門旁陽綱意舍仍胃倉肓門志室胞之肓
二十椎下秩邊藏合膕以下合陽是承筋承山居其次
飛陽附陽泊崑崙僕參申脈連金門京骨束骨又通谷
小指外側至陰續

是動所生歌曰

是經血多氣猶少是動頭疼不可當項如拔兮腰似折

髀強痛徹脊中尖膕如結艻腨如裂是爲踝厥筋乃傷所生瘡痔小指廢頭顖頂痛目色黃腰尻膕脚疼連背淚流鼻衂及顛枉

靈樞第十篇云是動則病衝頭痛目似脫項似拔脊痛腰似折髀不可以曲膕如結腨如裂是爲踝厥是主筋所生病者痔瘧狂顛疾頭顖頂痛目黃淚出鼽衂項背腰尻膕腨脚皆痛小指不用爲此諸病盛則瀉之虛則補之熱則疾之寒則留之陷下則灸之不盛不虛以經取之盛者人迎大再倍于寸口虛者人迎反小于寸口也

音釋

竅

杼

膂 音呂脊骨兩旁

髁 苦瓦反腰骨

臀 音屯髀也

卻

膕 戈麥反曲脚也

髆 補合反

譩 音依痛聲也

譆 音熙痛聲也

腨 時兗反音喘

尻 苦高反

足少陰腎經之圖

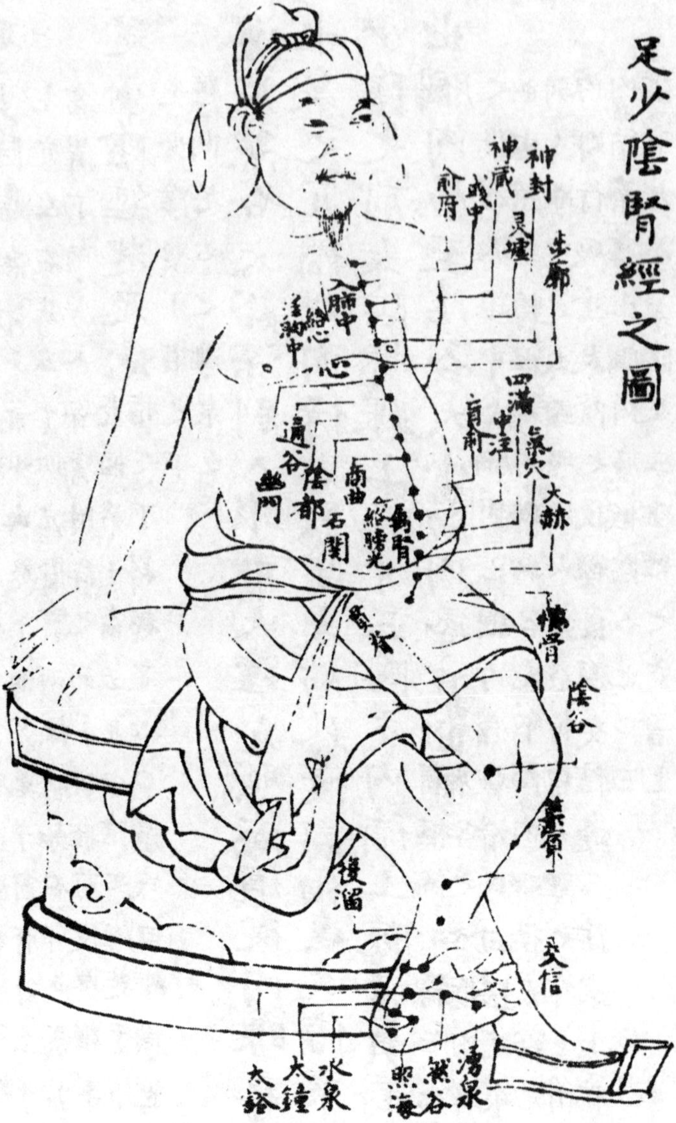

神封
神藏
或中
俞府
灵墟
步廊
入肺中
絡心
注胸中
心
通谷
幽門
陰都
商曲
石關
屬腎
絡膀胱
肓俞
中注
四滿
氣穴
大赫
橫骨
陰谷
築賓
復溜
交信
湧泉
然谷
照海
水泉
太鐘
太谿

足少陰腎經歌足少陰腎之經足走腹而腹走胸是經多氣少血起于湧泉止于俞府計二十七穴左右共五十四穴腎有兩枚狀如石卵色黑紫當胃下兩旁入脊膂附脊之第十四椎前後與臍平

足少陰經起足心靈樞第十篇云足少陰之脈起于卜指之下斜趣足心○滑氏曰趣向也足少陰起小指之下斜向足心之湧泉也

湧泉然谷太谿深別入跟中大鍾穴照海須從內踝尋

水泉之穴循踝內行上厥陰太陽外復溜相連交信來

少陰之前太陰背踝上三寸三陰交內循上腨築賓高

出膕內廉至陰谷大小筋內尋其凹靈樞第十篇云出然谷之下循內踝之後別入跟中上腨內出膕內廉○滑氏曰跟足跟也由湧泉轉出足內踝然谷穴下循內踝後太谿穴別入跟中之太鍾照海水泉乃折自太鍾之外上循內踝行厥陰太陰之後經復溜交信過三陰交上腨內循築賓出膕內廉抵陰谷也○三陰交見足太陰足三陰經之交會也

湧泉 在足心宛宛中屈足捲指取之

然谷 在足內踝前起大骨下陷中

太谿 在足內踝後跟骨上動脈陷中

太鍾 在足跟後衝中少陰之絡別走太陽

照海 在足內踝下陰蹻脈之所生

水泉 在內踝下太谿下一寸少陰之郄

復溜 在內踝上二寸動脈陷中

交信 在足內踝上二寸少陰前太陰後廉前筋骨間

築賓 在內踝上腨分中

陰谷 在膝內輔骨後大筋下小筋上動脈按之應手屈膝乃得之

上股後廉長強位督脈絡繞在脊骶足少陰連足少陽

却循橫骨沿毛際大赫血氣四滿外中注之上肓俞分

平臍左右各寸半會屬循臍腎命門下騰關元會中極

乃足三陰共任脈絡繞膀胱屬腎經靈樞第十篇云上股內後廉貫脊屬腎絡膀胱○滑氏曰由陰谷上股內後廉貫脊會于脊之長強穴還出于前循橫骨大赫氣穴四滿中注肓俞當肓俞之所臍之左右屬腎下臍下過關元中極而絡膀胱也○長強見督脈足少陰少陽所結會督脈別絡血關元中極並見任脈足三陰任脈之會

橫骨在大赫下一寸肓俞下五寸千金云

大赫在氣穴下一寸或取肓俞下四寸

氣穴在四滿下一寸或取肓俞下三寸衝脈之會一名胞門一名子戶

四滿在中注下一寸氣海傍一寸或取肓俞下二寸

中注在一寸衝脈之會

肓俞

在商曲下一寸去臍旁五分衝脈之會○橫骨至肓俞去中行各一寸五分

其支再從肓俞出，上臍商曲石關騰，一寸陰都通谷行，貫穿肝部幽門過，巨闕傍廂各五分，上膈斜經步廊穴，一寸六分要分別，神封向上是靈墟，仰取神藏彧中椄，更有俞府在胸堂，正在璇璣二寸傍，從前循向人迎去，上項沿喉舌本藏

靈樞第十篇云其直者從腎上貫肝膈入肺中循喉嚨挾舌本○滑氏曰其直行者從肓俞屬腎處上行循商曲石關陰都通谷諸穴貫肝上循幽門上膈歷步廊入肺中循神封靈墟神藏彧中俞府而上循喉嚨並人迎挾舌本而終也○人迎見足陽明經

商曲

取幽門下四寸肓俞上一寸衝脈之會

石關

在陰都下一寸衝脈之會

陰都 在通谷下一寸衝脈之會

通谷 在幽門下一寸衝脈之會○自商曲至通谷去腹中行各五分

幽門 挾巨闕旁各五分見一名上門衝脈之會

步廊 在神封下一寸六分陷中或取俞府下八寸

神封 在靈墟下一寸六分陷中或取俞府下六寸四分

靈墟 在神藏下一寸六分陷中或取俞府下四寸八分

神藏 在或中下一寸六分陷中或取俞府下三寸二分

或中 在俞府下一寸六分陷中自步廊至去胸中行各二寸並仰而取之

俞府 在巨骨下璇璣旁

支經橫自神藏發絡心正向膻中治膻中兩乳直胸中

交手厥陰心包絡 靈樞第十篇云其支者從肺出絡心注胸中○滑氏曰兩乳間為胸中支

者自神藏别出遶心注胸之膻中以交于手厥陰也

總歌曰

腎經足底斜循踝，出膕還從股後逢，貫脊絡腸方屬腎，上行俠舌散胸中。愚按足少陰腎之脉起于小指之下，斜趣足心，終于胸中俞府。其支別者，復自神藏横出，遶心注膻中，交于手厥陰心包絡經。故手厥陰之脉起于胸中，出脇下腋三寸天池穴也。

穴歌曰

足少陰經二十七，湧泉然谷太谿溢，太鍾照海通水泉，復溜交信築賓連，陰谷横骨大赫赫，氣穴四滿中注立，肓俞商曲石關鐏，接都通谷幽門僻，步廊神封靈墟位，神藏彧中俞府既。

是動所生歌曰

是經多氣而少血是動病饑不欲食喘嗽唾血喉中鳴坐而欲起面如漆目視𥆨𥆨氣不足心懸如飢常惕惕所生病者為舌乾口熱咽痛氣賁遍股內後廉并脊痛心腸煩痛疸而澼痿厥嗜卧體怠惰足下熱痛皆腎厥

靈樞第十篇云是動則病飢不欲食面如漆柴欬唾則有血喝喝而喘坐而欲起目𥆨𥆨如無所見心如懸若飢狀氣不足則善恐心惕惕如人將補之是為骨厥是主腎所生病者口熱舌乾咽腫上氣噬乾及痛煩心心痛黃疸腸澼脊股內後廉痛痿厥嗜卧足下熱而痛為此諸病盛則寫之虛則補之熱則疾之寒則留之陷下則灸之不盛不虛以經取之灸則強食生肉緩帶被髮大杖重履而步盛者寸口大再倍于人迎虛者寸口反小于人迎也□

滑氏面下有黑字漆柴易地色二字為字易謂字澼作癖字脊下有臂字

手厥陰心包經之圖

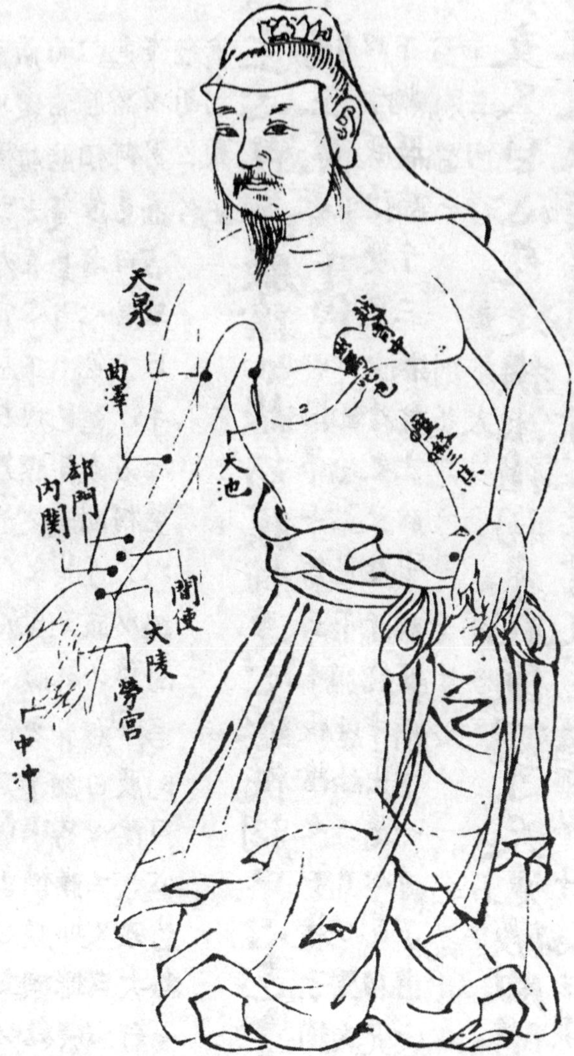

手厥陰心包絡經歌

手厥陰心包絡之經胸走腋而腋走手是經多血少氣起于天池止于中衝計九穴左右共一十八穴心包一名手心主以藏象校之在心下横膜之上堅膜之下與横膜相黏而黃脂漫裹者心也其漫脂之外有細筋膜如絲與心肺相連者心包也或問手厥陰經曰心主又曰心包絡何也曰君火以名相火以位手厥陰代君火行事以用而言故曰手心主以經而言則曰心包絡一經而二名實相火也

心主心包手厥陰
如絲筋膜肺連心
脈從胸中心包會
下膈三焦臍下停

靈樞第十篇云手厥陰之脈起于胸中出屬心包下膈歷絡三焦○滑氏曰手厥陰受足少陰之交起于胸中出屬心包由是下膈歷絡手三焦之上脘中脘及臍下一寸下焦之分也

其支又自心包走
横出循胸來乳後
一寸天池腋肋間
循腋天泉循臑肘
前行尺澤肘紋空

靈樞第十篇云其支者循胸出脇下

腋三寸上抵腋下下循臑内行太陰少陰之間入肘
中○滑氏曰脇上際爲腋自屬心包上循胸出脇下
腋三寸天池穴上行抵腋下下循臑内之天泉穴
介手太陰少陰兩經之中間入肘中之曲澤也

天池

在乳後一寸腋下三寸着脇直腋撅肋間足少陽之會

天泉

在曲腋下去臂二寸舉臂取之

曲澤

在肘内廉下陷中屈肘取之

直行下臂兩筋中郄門間使内關去大陵自掌來勞宮

惟有中衝在中指

靈樞第十篇云下臂行兩筋之間入掌中循中指出其端○滑氏曰由肘中下臂行臂兩筋之間循郄門間使内關大陵入掌中勞宮穴循中指出其端之中衝去

郄門

在掌後去腕五寸厥陰之郄

間使

在掌後三寸兩筋間陷中

内關

在掌後去腕二寸或取患人三指横加掌後腕上以中指之下當中兩筋間陷中

大陵在掌後兩筋間陷中

勞宮在掌中央動脈中屈無名指取之厥陰少陽絡穴也

中衝在手中指端去爪甲如韭葉

其支別自勞宮起出掌循行次指端交手少陽三焦位靈樞第十篇云其支別者從掌中循小指次指出其端○滑氏曰小指次指無名指也自小指逆數之則為次指云支別者自掌中勞宮定別行循小指次指出其端而交于手少陽也

總歌曰

氣自胸中何所注心包由始對三焦其

注入中衝入指標愚按手厥陰心包絡之脈起于胸中終于手中指中行穴其支別者復自掌中勞宮穴別行循小指之表端長三尺交于手少陽三焦經故手少陽之脈起于手小指次指之表端關衝穴始也

穴歌曰

九穴心包手厥陰天池天泉曲澤深郄門間使內關去
大陵勞宮中衝臨

是動所生歌曰

是經少氣原多血是動則病手心熱肘臂攣急腋下腫
甚則胸脇支滿結心中澹澹或大動善笑目黃面赤色
所生病者為煩心心痛掌中熱即生靈樞第十篇云是動則病手心熱臂肘攣急腋腫甚則胸脇支滿心中澹澹大動面赤目黃喜笑不休是主脈所生病者煩心心痛掌中熱為此諸病盛則寫之虛則補之熱則疾之寒則留之陷下則灸之不盛不虛以經取之盛者寸口大一倍于人迎虛者寸口反小于人迎也

音釋

撅居越反

手少陽三焦經之圖

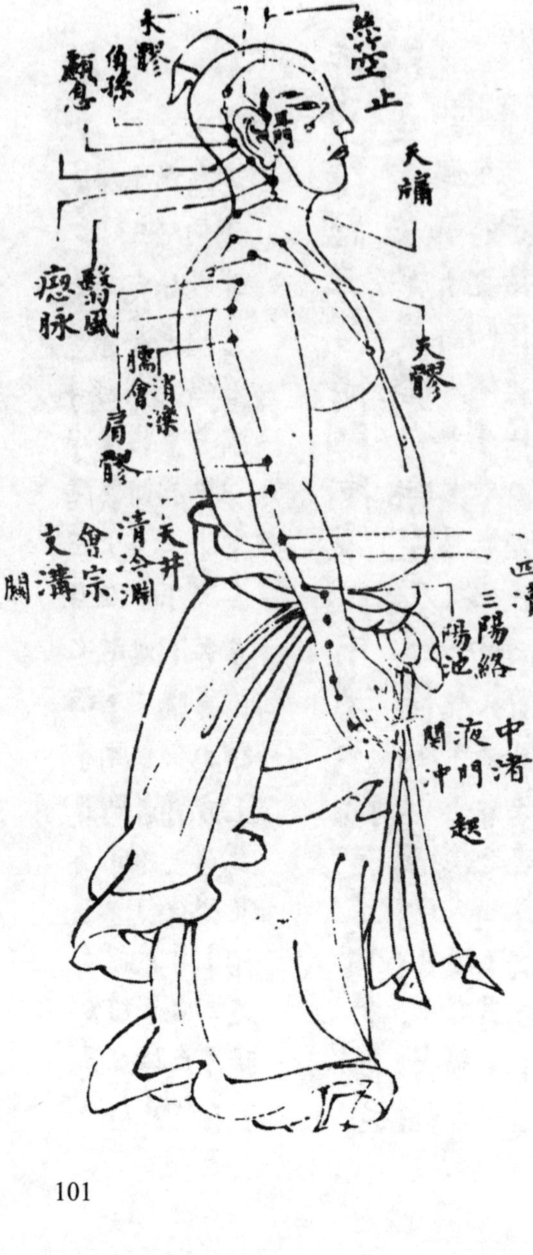

手少陽三焦經

手少陽三焦之經手走肩而肩走是經多氣少血起手關衝止于絲竹空計二十三穴左右共四十六穴三焦者水穀之道路氣之所終始也上焦在心下下膈在胃上口其治在膻中直兩乳間陷者中中焦在胃中脘當臍上四寸不上不下其治在臍旁下焦當膀胱上口其治在臍下一寸

手少陽經三焦傳關衝液門中渚流陽池上臂外關透

別走心主名支溝會宗空處三陽絡四瀆肘前天井泊

靈樞第十篇云手少陽之脈起于小指次指之端上出兩指之間循手表腕出臂外兩骨之間上貫肘○滑氏兩指作次指○滑氏曰臂骨盡處為腕臑盡處為肘手少陽起小指次指端關衝穴上出次指之間歷液門中渚循手表腕之陽池出臂外兩骨之間循外關支溝會宗三陽絡四瀆乃上貫肘抵天井穴也

關衝

在手表小指次指之端去爪甲如韭葉

液門

在手表小指次指間陷中

中渚　在手表小指次指本節後間陷中

陽池　在手表腕上陷中禁灸

外關　在手表腕後二寸陷中少陽之絡別走手心主

支溝　在手表腕後三寸兩骨間陷中

會宗　在手表腕後三寸空中一寸

三陽絡　在臂上大交脈支溝上一寸

四瀆　在肘前五寸外廉陷中

天井　在肘外或大骨後上一寸兩筋間陷中屈肘取或义手按膝頭取之兩筋骨罅

上臑臑外清冷淵肩肘腋斜是消濼上肩臑會共肩髎

更有天髎毖骨高秉風手足三陽後肩井橫量三指淊

陽維手足少陽會竟入缺盆膻中去散走絡繞心包行

偏屬三焦石門募

靈樞第十篇云循臑外上肩而交出足少陽之後入缺盆布膻中散絡心包下膈循屬三焦○滑氏肓下無而字布字作交字循字作偏字○滑氏日臑肓肘之間髆下對腋處為臑從天井上行循臂臑之外歷清冷淵消濼行手太陽之裏陽明之外上肓循臑會肓髎天髎交出足少陽之後過秉風肓井下入缺盆復由足陽明之外而交會于膻中散布絡繞于心包乃下膈當胃上口以屬上焦于中腕以屬中焦于陰交以屬下焦也○秉風見手太陽經手足少陽手太陽陽明之會肓井見足少陽經手足少陽陽維之會缺盆足陽明經穴膻中見任脈心包相火用事之分也中脘陰交見任脈三焦之募任脈氣所發也

清冷淵

在肘上二寸伸肘舉臂取之

消濼

在肓下臂外腋斜肘分下行手太陽脈之裏陽明脈之外

臑會

在肓前廉去肓頭三寸手陽明之絡

肓髎

在肓端臑上陷中舉臂取之

天髎在肩缺盆中上毖骨之際陷中央手少陽之絡陽維之會

其支又自膻中移缺盆上項來大椎手足三陽督脈會

橫循天牖經懸釐頷厭手足少陽會翳風瘈脈斜行耳

顱息青筋上角孫陽白睛明歸肉皆手足太陽與少陽

陽明五脈會睛傍田循下頷至于頄顴髎尖骨陷中藏

靈樞第十篇云其支者從膻中上出缺盆上項繫耳後直上出耳上角以屈下頰至頄〇滑氏繫字作挾字〇滑氏曰腦戶後為項目下為頄其支者從膻中而上出缺盆之外上項過大椎循天牖上挾耳後經騎風瘈脈顱息直上出耳上角至角孫過懸釐頷厭及過陽白睛明屈曲下頰至頄會顴髎之分也〇大椎見督脈手足三陽督脈之會懸釐頷厭見足少陽經手足陽明少陽之交會也陽白見足少陽經手足陽明少陽之會睛明見足太陽經顴髎見手太陽經手少陽太陽之會也

天牖在頸大筋外缺盆上天窗後天柱前完骨下髮際上天窗資生經作天容

翳風 在耳後尖角陷中按之引耳中痛手足少陽之會

瘈脈 在耳本後雞足青絡中
在耳後青脈中

角孫 在耳郭中間上開口有空手足少陽之會

其支別從耳後起再自翳風穿入耳聽宮即是耳中珠
二陽少陽三脈聚耳門鈌當和髎親瞳子髎懸皆五分
絲竹空居眉後陷交足少陽之膋經靈樞第十篇云其支者從耳後入耳中出走耳前過客主人前交頰至目銳背○滑氏入耳中中字下有却字無走耳前過客主人前交頰十字目銳背目外背也○滑氏日此文從耳後翳風穴入耳中過聽宮歷耳門和髎却出至目銳背會瞳子髎循絲竹空而交手足少陽也○聽宮見手太陽經手足少陽手太陽三脈之會瞳子髎見足少陽經手太陽手足少陽之會

耳門 在耳前起肉當耳缺中

和髎 在耳前兌髮下橫動脈

絲竹空 一名目髎在眉後陷中

總歌曰

關衝流注方循腕過肘交肩下缺盆散絡心包還上項

至於銳眥卻歸源 懸按手少陽三焦之脈起于手小指次指之表端終于眉後陷中絲竹空 其支別者復自和髎別行至目銳眥長五尺交于足少陽膽經故足少陽脈起于目銳眥瞳子髎穴始也

穴歌曰

手中少陽是三焦關衝液門中渚朝陽池外關支溝引

會宗三陽四瀆豪天井清冷淵消濼臑會肩髎天髎各

天牖翳風瘈脈連顱息角孫耳門樂和髎絲竹空共全

二十三穴並無錯

是動所生歌曰

是經少血還多氣是動耳鳴喉腫痺所生病者汗自出

耳後痛兼目銳眥肩臑肘臂外眥疼小指次指亦如廢

靈樞第十篇云是動則病耳聾渾渾焞焞嗌腫喉痺是主氣所生病者汗出目銳眥痛煩痛耳後肩臑肘臂外皆痛小指次指不用爲此諸病盛則寫之虛則補之熱則疾之寒則留之陷下則灸之不盛不虛以經取之盛者人迎大一倍於寸口虛者人迎反小於寸口也

音釋

濼

𢗚

鐢

頷

足少陽膽經之圖

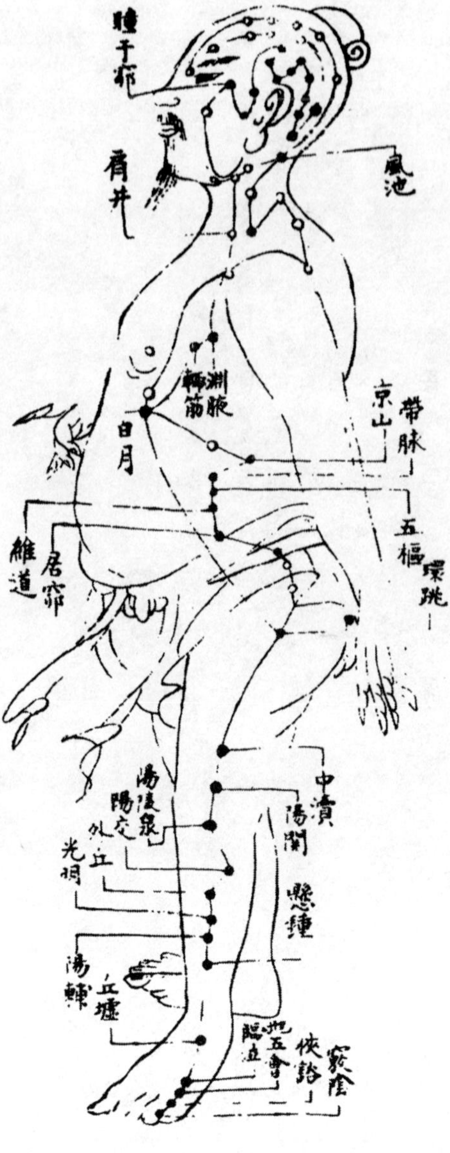
瞳子髎
肩井
風池
淵腋
輒筋
日月
京山
帶脈
五樞
維道
居髎
環跳
中瀆
陽關
陽陵泉
陽交
外丘
光明
懸鍾
陽輔
丘墟
臨泣
地五會
俠谿
竅陰

瞳子髎
聽會
客主人
頷厭
懸顱
懸釐
曲鬢
率谷
天衝
浮白
竅陰

在目外五分
手太陽之會
在耳前陷中上關下一寸
動脈宛宛中張口得之
耳前起骨上廉開口有空動脈宛宛中側
臥張口取足陽明會一名上關某針
在曲周下腦空上廉手
足少陽陽明之交會
在曲周上
腦空中
在曲周上腦空下廉手
足少陽陽明之交會
取耳上將耳掩前對耳尖髮際曲
曲陷中鼓頷有空足太陽之會
在耳上如前三分入髮際一寸五分
陷者宛宛中嚼而取之足太陽之會
在耳上如前三分
耳後髮際二寸
在耳後入髮際一
寸足太陽之會
在完骨上枕骨下搖
動有空足太陽之會

完骨　在耳後入髮際四分

本神　在曲差旁一寸五分耳上入髮際四分陽維之會

陽白　在眉上一寸直目瞳子陽維之會

臨泣　在眉上直入髮際五分陷中查目瞳子足太陽之會

目窓　在臨泣後一寸或取眉上入髮際一寸五分直目瞳子陽維之會

正營　在目窓後一寸或取眉上入髮際二寸五分直目瞳子陽維之會

承靈　在正營後一寸五分或取眉上入髮際四寸夾玉枕骨上陽維之會

腦空　在承靈後一寸五分夾玉枕骨下陷中陽維之會

風池　在腦空後髮際陷中夾風府兩旁陽維之會

循頸行來至天牖還從肩井穴中過手足陽明少陽後

大椎手足三陽督大迎太陽少陽足秉風手足四陽交

前項缺盆下胸腹靈樞第十篇云循頸行手少陽之前至肩上却交手手少陽之後入缺盆
○滑氏交出下無手字○滑氏曰自風池循頸過天牖穴行手少陽脉之前下至肩上循肩井却左右相交出手少陽之後過大椎大杼秉風當秉風前入缺盆之外○天牖見手少陽經大椎見督脉手足三陽督脉之會大杼見足太陽經足太陽少陽之會秉風見手太陽經手太陽陽明手足少陽之會缺盆見足陽明經

肩井在肩上陷中缺盆上大骨前一寸五分三指按取中指下陷中手足少陽陽維之會

其支別向耳之中穴自懸釐過翳風循出聽宮并聽會

瞳髎銳眥後方終靈樞第十篇云其支者從耳後入耳中出走耳前至目銳眥後○滑氏曰
其支者從耳後顳顬間過翳風之分入耳中過聽宮出走耳前復自聽會至目銳眥瞳子髎之分也○翳風見手少陽經手足少陽之會聽宮見手太陽經手足少陽太陽三脉之會聽會瞳子髎見前

別支冉起銳眥側大迎顴髎頰車蹻下頰循還本路前

以合缺盆下胸臆天池貫膈自期門足太陰經會厥陰就屬膽募到日月太陽少陽陽維臨

靈樞第十篇云其支者別銳眥下大迎合于手少陽抵于頄下加頰車下頸合缺盆以下胸中貫膈絡肝屬膽○滑氏其支者別別下有目字大迎合合下無于字手少陽陽下無抵于二字合缺盆盆下無以字○滑氏曰其支者別自目外瞳子髎而下大迎合手少陽於頄當顴髎穴之分下臨頰車下頸循本經之前與前之入缺盆者相合下胸中天池之外貫膈即期門之所絡肝下至日月之分屬於膽也○大迎見足陽明經顴髎頰車見手太陽經天池見手心主手厥陰足少陽之會期門見足厥陰日月見下文膽之募也

循脇章門氣衝出繞毛髀厭環跳入

靈樞第十篇云循脇裏出氣衝繞毛際橫入髀厭中○滑氏曰脇胠也腋下為脇曲骨之分為毛際毛際兩旁動脈中為氣衝捷骨之下為髀厭即髀樞也自屬膽處循脇內章門之裏出氣衝遶毛際遂橫入髀厭中之環跳也○章門見足厥陰經足少陽厥陰之會氣衝見足陽明經環跳在髀樞中

其直依然自缺盆下腋循胸至淵腋輒筋日月至章門
季脇還從帶脈行更有五樞維道穴居髎卻與上髎分
中髎夾脊長強骶足少陰陽相結會合於環跳髀樞中
太陽經內陽明外中瀆陽關犢鼻偏出行膝內陽陵泉

靈樞第十篇云其直者從缺盆下腋循胸過季脇下合髀厭中以下循髀陽出膝外廉○滑氏曰脇骨之下為季脇此直者從缺盆直下腋循胸歷淵腋輒筋日月穴過季脇循京門帶脈五樞維道居髎由居髎入上髎中髎長強而下與前之入髀厭者相合乃下循髀外行太陽陽明之間歷中瀆陽關出膝外廉抵陽陵泉也○上髎中髎並見足太陽經上髎為足少陽太陽之絡中髎則足少陰少陽所結之會也長強見督脈足少陰少陽所結之會犢鼻見足陽明經

淵腋 在腋下三寸宛宛中挙臂取之禁灸

輒筋 在腋下三寸腹前一寸着脇陷中

日月 在期門五分足太陽陽維之會膽之募也

京門 在監骨下腰中季肋本夾脊腎之募也

帶脈 在季肋下一寸八分

五樞 在帶脈下三寸或云水道旁一寸五分

維道 在章門下五寸三分帶脈之會

居髎 在章門下八寸三分監骨上陷中陽蹻之會

環跳 在髀樞中側臥伸下足屈上足取硯子骨宛宛中

中瀆 在髀骨外膝上五寸分肉間陷中少陽之絡

陽關 在陽陵泉上三寸犢鼻外陷中禁灸○犢鼻見足陽明經

陽陵泉 在膝下一寸外廉陷中蹲地取尖骨前己筋之會

下循陽交外丘穴光明陽輔骨如前經行懸中來髀內

丘虛臨泣地五會俠谿岐骨竅陰中

靈樞第十篇云下
外輔骨之前直下
抵絕骨之端下出外踝之前循足跗上入小指次指
之間○滑氏曰骭外為輔骨外踝以上為絕骨足面
為跗自陽陵泉下外輔骨前歷陽交外丘光明直下
抵絕骨之端循陽輔懸鍾而下出外踝之前至丘墟
循足面之臨泣地五會俠谿乃上
入小指次指之間至竅陰而終也

陽交
在足外踝上七寸斜屬二
陽分肉之間陽維之郄

外丘
在足外踝
上七寸

光明
在足外踝上五寸
少陽絡別走厥陰

陽輔
在足外踝上四寸輔骨前絕
骨端如前三分去丘墟七寸

懸鍾

丘墟
在足外踝下如前
陷中去臨泣三寸

臨泣
在足小指次指本節後間陷
中去夾谿一寸五分禁灸

地五會（在足小指次指本節後陷中去夾谿一寸）

夾谿（在足小指次指岐骨間本節後陷中）

竅陰（在足小指次指之端去爪甲如韭葉）

當有別支臨泣遽沿趺橫入岐骨間貫甲三毛大指端

其名只是大敦穴交足厥陰經屬肝（靈樞第十篇云其支者別跗上入大指循岐骨內出其端還貫入爪甲出三毛○滑氏曰足大指本節後爲岐骨大指爪甲後爲三毛其支者自足跗上臨泣穴別行入大指循岐骨內出大指端還其入爪甲出三毛交于足厥陰也）

總歌曰

銳皆交巔行耳後鈌盆假道絡於肝下循髀厭方流膝

更過三毛出指端（愚按足少陽膽之脈起于目銳皆瞳子髎終于足小指次指之端竅陰穴也其支別者後自附上臨泣穴別行足大指之端長八尺交于足厥陰肝經故足厥陰之脈起于足大指

端三毛中大敦穴始也

穴歌曰

少陽足經瞳子髎四十三穴行迢迢聽會客主頷厭集
懸顱懸釐曲鬢翹率谷天衝浮白次竅陰完骨本神企
陽白臨泣開目窗正營承靈腦空繼風池肩井淵液長
輒筋日月京門當帶脈五樞維道續居髎環跳下中瀆
陽關陽陵復陽交外丘光明陽輔高懸鐘丘墟足臨泣
地五夾谿竅陰畢

此經前圖內頭部自瞳子髎至風池凡二十穴作三折向外而行始瞳子髎至完骨是一折又自完骨外折上至陽白會睛明是一折又是睛明上行循臨泣風池是一折緣其穴曲折外多難爲科牽故此作一至二十次某以言之一瞳子髎二聽會三客主人四頷厭五懸顱六懸釐七曲鬢八率谷九天衝十浮白十一竅陰十二完骨十三本神十四陽白十五臨泣十六目窗十七正營

十八承靈十九腦空二十風池

是動所生歌曰

此經多氣及少血是動口苦善太息心脇疼痛難轉移面塵足熱體無澤所生頭痛連銳眥缺盆腫痛并兩腋馬力挾癭生兩旁汗出振寒瘧疾胸脇髀膝至脛骨絕骨踝痛及諸節

靈樞第十篇云是動則病口苦善太息心脇痛不能轉側甚則面微塵體無膏澤足外反熱是為陽厥是骨所生病者頭痛頷痛目銳眥痛缺盆中腫痛腋下腫馬刀挾癭汗出振寒瘧胸脇肋髀膝外至脛絕骨外踝前及諸節皆痛小指次指不用為此諸病盛則寫之盛則痛之熱則疾之寒則留之陷下則灸之不盛不虛以經取之盛者人迎大一倍於寸口虛者人迎反小於寸口也○滑氏面微下無有字腋下腫腫作癰字

足厥陰肝經之圖

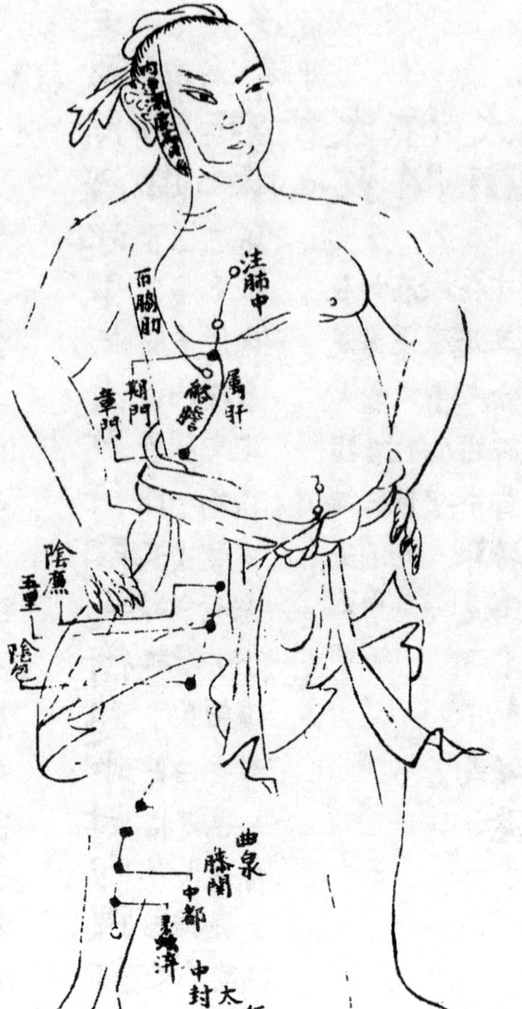

足厥陰肝經歌

足厥陰肝之經足走腹而腹走目是經多血少氣起于大敦上于期門計一十三穴左右共二十六穴肝之為藏左三葉右四葉凡七葉其治在左其藏在右脇右臂之前並胃着脊之第九推

足厥陰經起聚毛
大敦行間大衝超
中封內踝前半寸

靈樞第十篇云足厥陰之脈起于大指聚毛之際上循足跗上廉去內踝一寸○滑氏曰足大指爪甲後為三毛三毛後橫文為聚毛去相去也足厥陰起于大指聚毛之大敦穴循足跗上廉歷行間大衝抵內踝一寸之中封也

大敦
在足大指端去爪甲如韭葉及三毛中

行間
在足大指間動脈應手陷中

大衝
在足大指本節後二寸或云一寸五分許骨罅陷中動脈應手

中封
取足內踝前一寸斜行陷中仰而取之使逆則宛使和則通搖足而得之

上踝三寸三陰交蠡溝中都骭骨裏八寸交出太陽際

膝關眼内來曲泉

靈樞第十篇云上踝八寸交出太陰之後上膕内廉○滑氏曰自中封上踝過三陰交歷蠡溝中都復上一寸交出太陰之後上膕内廉至膝關曲泉○三陰交見足太陰經足少陰太陰厥陰之交會也

蠡溝 在内踝上五寸厥陰之絡

中都 在内踝上七寸骭骨中與少陰相直

膝關 在犢鼻下二寸陷中犢鼻見足陽明經

曲泉 在膝内輔骨下大筋上小筋下陷中屈膝得之在膝横文頭是

循股陰包經五里陰廉動脈至衝門府舍循行繞陰器

小腹上來曲骨端舉經相會脈繫任中極三陽任脈部

上自關元應過腹章門臍直季脇端直入期門屬肝募

繞膽循募依日月

靈樞第十篇云循股陰入毛中過陰器抵小腹挾胃屬肝絡膽○滑氏作循股入陰中環陰器○滑氏曰髀內爲股臍下爲小腹由曲泉上行循腹內之陰包五里陰廉遂當衝門府舍之分入陰毛中左右相交環遶陰器抵小腹而上會曲骨中極關元俠循章門至期門之所挾胃屬肝下日月之分絡于膽也○衝門府舍見足太陰曲骨見任脈足厥陰任脈之會中極關元見任脈足三陰任脈之會也日月見足少陽經

陰包

在膝上四寸股內廉兩筋間足厥陰別走

五里

在氣衝下三寸陰股中動脈

陰廉

在羊矢下去氣衝二寸動脈中

章門

大横外側臥屈上足伸下足舉臂取或臍上二寸兩旁各四寸半少陽會脾募藏會

期門

取巨闕兩旁各四寸半直乳下寸半第二肋端動脈足厥陰太陰陰維之會肝募也

貫穿胸膈食竇穴淵腋三寸是大包三寸裏間是布脇

雲門直入至人迎扶結喉旁寸五分喉升升入是頏顙
大迎骨陷地倉行四白陽白上眉去瞳子髎傍連目系
出額臨泣髮五分督脈相連逢百會
靈樞第十篇云上貫膈布脇肋循喉嚨之後上入頏顙連目系上出額與督脈會于巔〇滑氏曰目內連深處爲目系頏顙咽顙也自期門上貫膈行食竇之外大包之裏散布脇肋上雲門淵腋之間人迎之外循喉嚨之後上入頏顙行大迎地倉四白陽白之外連目系上出額行臨泣之裏與督脈相會于巔頂之百會也〇食竇大包足太陰經穴雲門見手太陰經淵腋見足少陽經人迎大迎地倉四白見足陽明經陽白臨泣見足少陽經百會見督脈
復從目系頰還唇
靈樞第十篇云其支者從目系下頰裏環唇內〇滑氏曰前此連目系上出額此支從目系下行任脈之外本經之裏下頰裏交環於口唇之內
別支貫膈自期門食竇外廂本經去交手太陰之肺經
靈樞第十篇云其支者復從肝別貫膈上注肺〇滑氏曰此交經之支從期門屬肝處別貫膈行食竇之

外本經之裏上注肺中下行至中焦挾中脘之分以交于手太陰也○食竇見足太陰經中脘見任脈

總歌曰

大敦上踝方交膕入股還陰不到腰抵腸屬肝方絡膽

從肝貫膈復中焦愚按足厥陰肝之脈起于足大指聚毛之上循足跗上行與督脈會於巔其支者從期門注肺行中焦之分長六尺五寸交于手太陰肺經故手太陰之脈起于中焦中府穴始也

穴歌曰

足中厥陰肝經是大敦行間太衝始中封蠡溝中都傳

膝關曲泉陰包裏五里陰廉至章門相將直到期門止

是動所生歌曰

此經血多氣少焉是動腰疼俛仰難男疝女人少腹腫

面塵脫色及咽乾所生病者爲胸滿嘔逆洞泄小便艱

或時遺溺并狐疝臨證還須仔細看

靈樞第十篇云是動則病腰痛不可以俛仰丈夫癩疝婦人小腹腫甚則嗌乾面塵晚色是主肝所生病者胸滿嘔逆飧泄狐疝遺溺癃閉爲此諸病盛則寫之虛則補之熱則疾之寒則留之陷下則灸之不盛不虛以經取之盛者寸口大一倍於人迎虛者寸口反小於人迎也

音釋

蠡 齗 躁 頏 顙

癩 俛

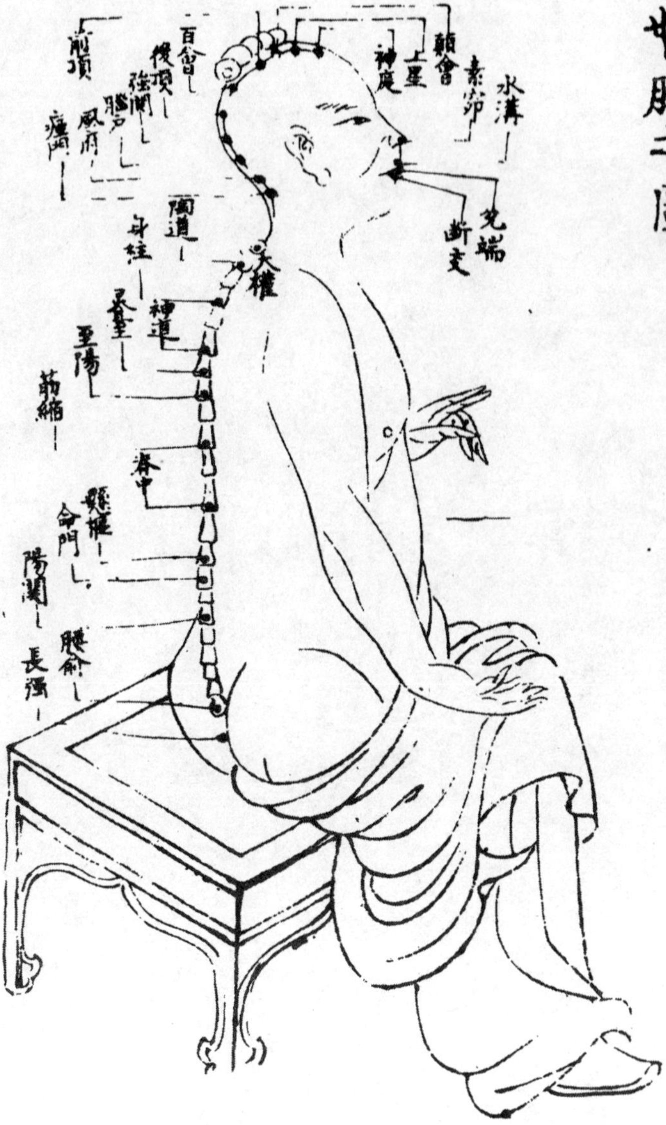
水溝
素窌
顖會
上星
神庭
百會
前頂
後頂
強間
腦戶
風府
瘂門
兌端
齗交
陶道
大椎
身柱
神道
靈臺
至陽
筋縮
脊中
懸樞
命門
陽關
腰俞
長強

督脉之圖

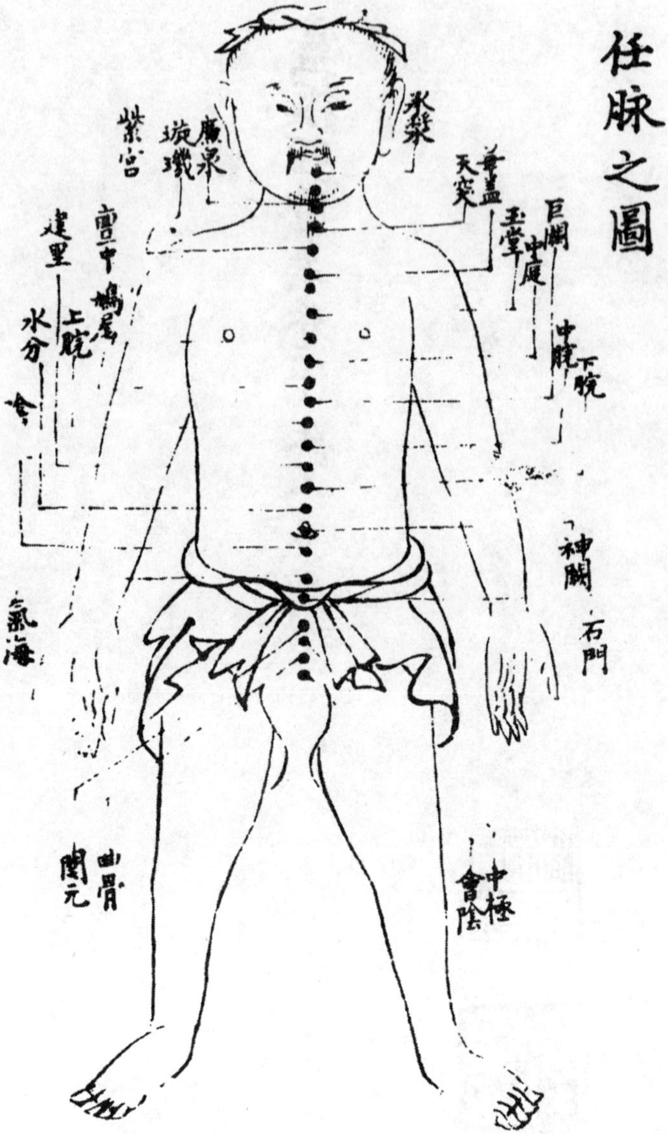
任脈之圖
承漿
廉泉
璇璣
紫宮
華蓋
天突
玉堂
巨闕
中庭
膻中
鳩尾
建里
上脘
水分
中脘
下脘
神闕
石門
氣海
曲骨
關元
中極
會陰

靈樞經脈翼卷下　終